MINI
MUM

Katharina Wallner

MINI MUM

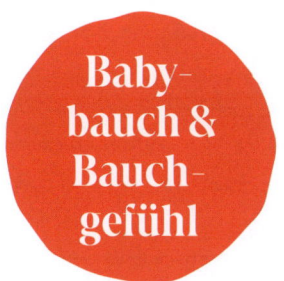

Baby-
bauch &
Bauch-
gefühl

KREMAYR & SCHERIAU

Anmerkungen

Anmerkungen

Die Embryogenese ist der biologische Prozess, der zur Bildung des Embryos führt. Er beginnt mit der Befruchtung der Eizelle und dauert etwa acht Wochen. Anschließend beginnt das Fetalstadium. Ungeborene Kinder werden ab diesem Zeitpunkt bis zur Geburt als „Fetus" bezeichnet. In diesem Buch werde ich konsequent das vertrautere Wort „Baby" verwenden.

Den Begriff „Eltern" und „Bezugspersonen" verstehe ich als inklusive Formulierung, die zwei oder mehr Menschen einbezieht, die sich im familiären Umfeld um ein Kind kümmern. Ob sie die biologischen oder sozialen Eltern sind, ist davon unabhängig. Gerade Menschen, die ohne Partner:in ein Kind bekommen, liegen mir am Herzen und ich habe das Buch auch für all jene geschrieben.

Die Berufsbezeichnung „Hebamme" gilt für alle Menschen, die diesen Beruf ausüben, und ist ein genderneutraler Begriff.

Haftungsausschluss

Alle aufgeführten Inhalte dienen zur neutralen Information und allgemeinen Weiterbildung und sind wissenschaftlich fundiert. Sie basieren auf Studien, Forschungsberichten und Handlungsempfehlungen der *Arbeitsgemeinschaft der Wissenschaftlichen Medizinischen Fachgesellschaften e.V.* sowie auf Empfehlungen der *Österreichischen Agentur für Gesundheit und Ernährungssicherheit*, dem *Europäischen Institut für Stillen und Laktation*, dem *Netzwerk Gesund ins Leben* und der *Weltgesundheitsorganisation*.

Die Informationen wurden nach ihrer Bedeutsamkeit vorsortiert und sind nicht vollständig. Sie ersetzen keine individuelle Beratung. Sie dienen nicht zur Selbstdiagnose. Sie stellen keinen medizinischen Rat dar. Im Falle gesundheitlicher Beschwerden wende dich bitte an ärztliches Fachpersonal. Bei der Anwendung der angegebenen Informationen erfolgt dies immer auf eigene Gefahr, Entscheidung und Verantwortung. Autorin und Verlag haften ausdrücklich nicht für etwaige Schäden und Folgeschäden, die durch die Anwendung der hier angegebenen Informationen und Erfahrungen entstehen können. Haftungsansprüche jeglicher Art sind daher ausgeschlossen.

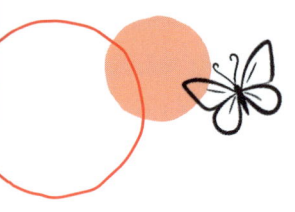

INHALT

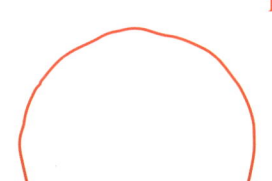

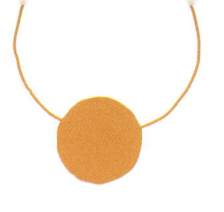

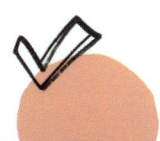

Kinder und Ideen werden geboren ... ... und schreiben Geschichte.

Schön, dass du da bist!

Wie schön, dass Du dieses Buch aufschlägst. Es möchte dich durch die Zeit deiner Schwangerschaft begleiten bis in die ersten Tage, die du gemeinsam mit deinem Baby erleben wirst. Ich bin Katharina und seit vielen Jahren Hebamme und Yogalehrerin. Ich liebe meinen Beruf, die Natur, guten Kaffee und Babyellenbögen - es kommt auch auf Details und die Schönheit im Verborgenen an, finde ich. Enge Räume beklemmen mich und mit Cremespinat kannst du mich jagen. Künstliche Intelligenz finde ich verblüffend, meine ist ganz natürlich und mir wurde für die Glaubwürdigkeit dieser Aussage eine krasse Linksrechtsschwäche in die Wiege gelegt. Bitte erzähle du auch ein bisschen von dir.

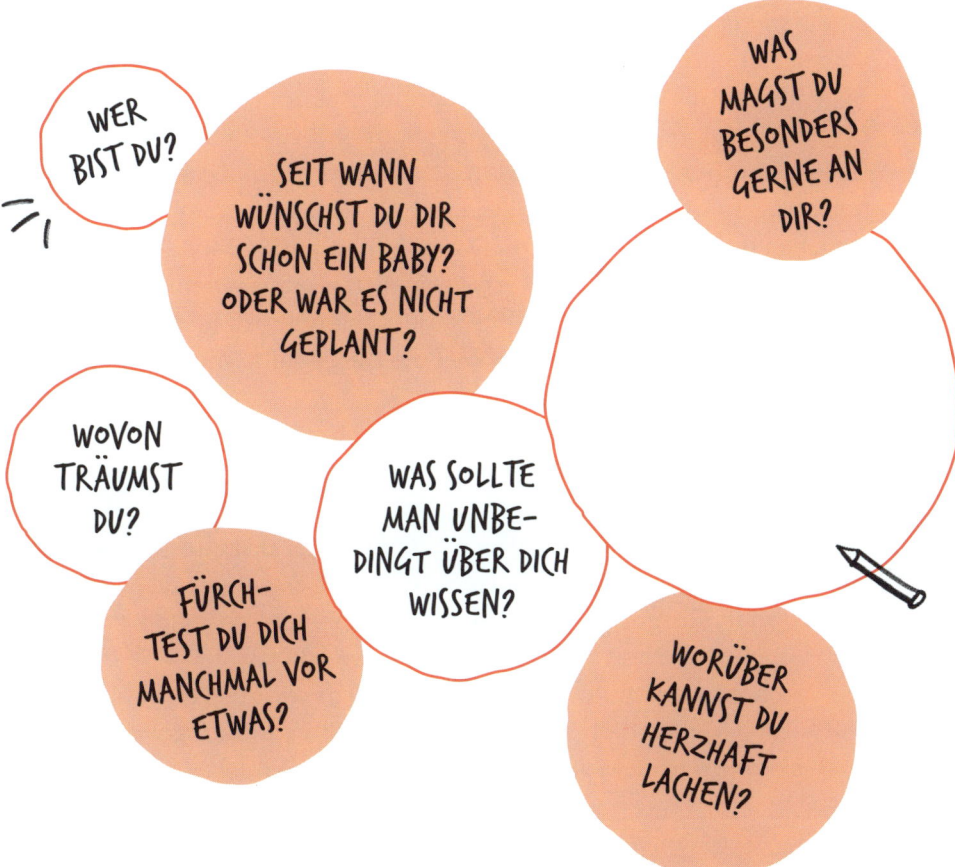

Erstmal möchte ich dir von meinen Stolpersteinen auf dem Weg zu diesem Buch erzählen. Warum? Weil ich davon überzeugt bin, dass Höhen und Tiefen zusammengehören wie Berge und Täler, wie die Eizelle und die Samenzelle, Schwangerschaft und zwiespältige Gefühle. Wie die archaische Kraft der Geburt und die Sanftheit des Moments, wenn du dein Baby das erste Mal in den Arm nimmst. Gemeinsam entsteht etwas Wunderbares.

Um dieses Buch auf den Weg zu bringen, plante ich einen Schreiburlaub. Verschiedene Textfragmente lagen schon lange in meiner Schublade, bis endlich ein Zeitfenster aufging. Nun wollte ich mich in den Bergen zur Ruhe bringen und gleichzeitig alles, was ich in meinen Berufsjahren an Erfahrungen gesammelt hatte, auf Papier bringen. Mir gefiel das klischeehafte Bild der hippen Autorin, die sich an einen inspirierenden Ort zurückzieht, um zu schreiben. Ich sehnte mich ohnedies nach Rückzug in ein „Outback", zugegeben mit Brötchenservice und WLAN, mit Sonne, blauem Himmel, Ruhe und frischer Bergluft. Also buchte ich kurzerhand ein Zimmer auf einem Bergbauernhof. Soweit der Plan. Die Realität sah anders aus. Statt heiterer Sonne wurde mir tagelang Nebelsuppe aufgetischt und in der Stille fand ich keine Worte. Das Stimmengewirr der Kaffeehäuser und Freibäder, aus dem ich für gewöhnlich wie aus einer lebendigen Wordcloud meine Texte herunterlade, schien mir zu fehlen. Mantraartig wiederholte ich für mich „Wer die Berge liebt, muss auch Täler aushalten", um mich zu beruhigen.

Mein Kopf war voll mit meiner eigenen Lebensgeschichte und Zweifeln, ob ich meinen hohen Ansprüchen an das Buch gerecht werden könnte. Ob ich mutig genug wäre, kontrovers diskutierte Themen anzugreifen. Wie sollte ich in dem Buch mit dem heiß diskutierten kränkelnden Gesundheitswesen im Allgemeinen umgehen und mit der Hebammenarbeit im Speziellen? Wie würde ich auf Kritik reagieren, die naturgemäß kommt, wenn man sich exponiert? Was, wenn sich meine Meinung zu einem Thema ändern würde, nachdem das Buch bereits gedruckt wurde? All das blockierte mich.

Keine einzige meiner Gehirnsynapsen schien bereit zu sein, sich mit den Inhalten für dieses Buch zu beschäftigen. Das große „Nichts" um mich herum lenkte mich ab wie ein junges Kätzchen die eigene Schwanzspitze. Doch bevor sich die Katze in den Schwanz biss, inszenierte ich zur Ablenkung unter dem Hashtag #Writerslife eine Instastory nach der anderen, in denen, du ahnst es, alles wie am Schnürchen lief: Früh morgens platzierte ich neben meinem Apple einen Korb mit frischem Obst. „Gesunder Körper, gesunder Geist und so." Huhu, wo war aber meiner? Im Laufe des Tages gesellte sich frisch aufgebrühter Kaffee in meine vermeintlich heile Welt und ich tischte meinen Follower:innen erneut mein happy face auf. Alle, also überwiegend Menschen, die ich kaum oder gar nicht kenne, sollten denken, dass es mir gut ging, dass ich voll die guten Vibes in mein Buch fließen ließ und ich nichts anderes tat als schreiben. Wer meine „G'schichteln" mochte, schenkte mir gönnerhaft ein Herz. Nicht das eigene, klar. Aber das Belohnungszentrum jubelte trotzdem. Du kennst das? „Fake it, till you make it." So macht man das heutzutage, oder?

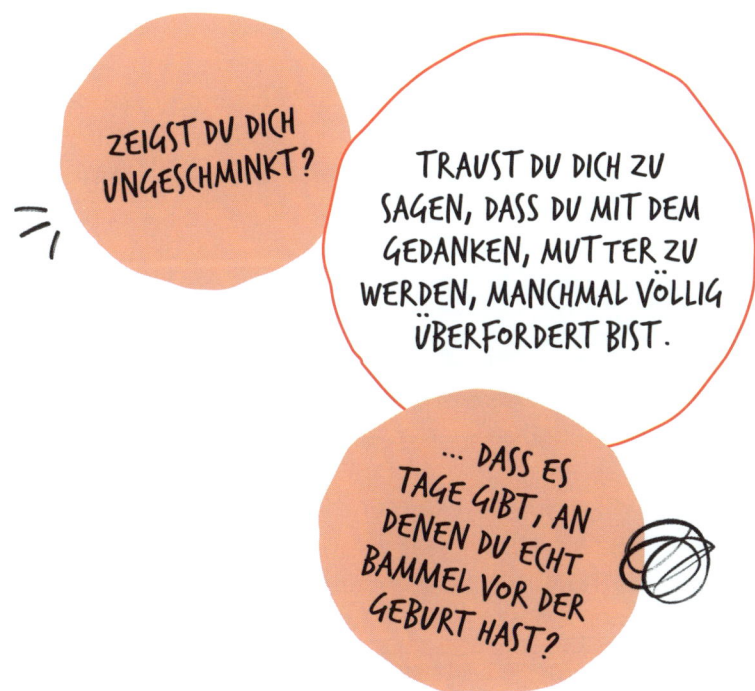

Bei sich zu bleiben und zu seinen Gefühlen zu stehen, die ganze Gefühlspalette willkommen zu heißen, ohne sie in gute und schlechte Gefühle einzuteilen, ist oft schwieriger als gedacht. Nicht zuletzt, weil die weichgezeichneten Scheinwelten in den virtuellen Paralleluniversen unsere Welt völlig auf den Kopf stellen. Dort werden auf Bildern Augenringe retuschiert, kein einziger Schwangerschaftsstreifen kommt uns in die Quere und egal wie schlaflos die Nächte sind, die meisten zeigen sich happy peppy. Unrealistischer geht es kaum und selbst mit vereinten Kräften wird es nur schwer gelingen, diese Idealvorstellungen in die Realität zu bringen. Das Streben, fehlerlos und ohne Rückschritte voranzukommen, übt auf viele von uns enormen Druck aus. Wir selbst sind dabei oft unsere strengsten Kritiker:innen und nehmen uns ganz schön heftig in die Mangel.

> **Wir verzerren die Wirklichkeit, bis wir unser filterloses Spiegelbild selbst kaum noch erkennen und uns das echte Leben unrealistisch erscheint.**

Alle hervorgehobenen Zitate in diesem Buch, für die kein:e Urheber:in angegeben ist, kannst du mir zuordnen.

Mein Buch möchte ein entlastendes Plädoyer für weniger Perfektionismus und mehr Intuition sein. Ich möchte dich darin bestärken, auf dein Bauchgefühl zu hören und dich von dem quälenden Gefühl zu verabschieden, 24/7 funktionieren zu müssen. Du Glückliche, wenn du nicht weißt, was ich meine. Wenn doch, lass dir an dieser Stelle gesagt sein:

„Du bist WUNDER-voll!"

Das sagte ich damals, in meiner Schreibkrise, auch mir immer wieder, und auf diese Weise kamen meine Leichtigkeit und mein Humor zurück. Ich wusste plötzlich wieder, was ich wollte: Ich wollte meine Erfahrungen mit dir teilen und dir Empfehlungen geben, die einerseits wissenschaftlich fundiert sind und andererseits praxiserprobt, und die dich in deiner Lebensrealität abholen. Mir ist klar, dass ein Buch nicht jedes Thema in jeder Facette abdecken kann. Das hat etwas richtig Gutes. Auf diese Weise bleibt dir, zwischen den Zeilen,

Platz für deine eigenen Gedanken. Schreibe sie auf, direkt hier hinein, fülle die Fragebögen aus, die du findest, und mache das Buch auf diese Weise zu deinem ganz persönlichen Exemplar.

Ich wünsche dir eine WUNDER-VOLLE Zeit und einen Weg, den du mit großer Freude selbstbestimmt gehst. Werde Follower:in deiner inneren Stimme.

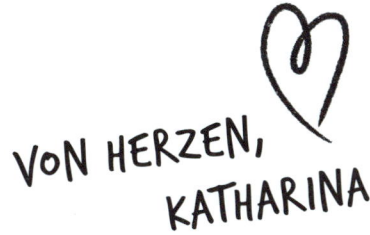

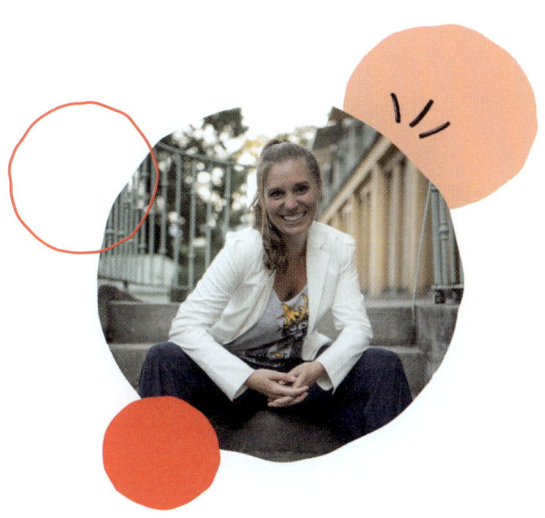

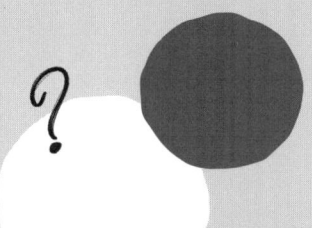

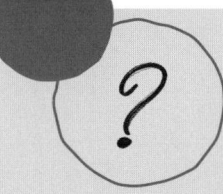

SCHWANGER-SCHAFT

TEIL EINS

SCHWANGER-SCHAFT

Schmetterlinge im Bauch, tausend Fragezeichen im Kopf und der Ausruf „Das war ich nicht, das sind die Hormone!" sind typisch, wenn du schwanger bist.

Lass mich mit einer Frage beginnen, die wunderbar in die Zeit eines so natürlichen Prozesses wie der Schwangerschaft passt: Was brauchst du, um dich wohlzufühlen? Was hält dich gesund? Damit meine ich nicht nur die körperliche Seite deiner Gesundheit, sondern auch deine seelischen und psychischen Anteile und dein soziales Wohlbefinden.

Wenn du dich fragst, was diese Frage mit der Schwangerschaft zu tun hat, dann habe ich eine einfache Antwort für dich: Eine Schwangerschaft ist eine große Lebensveränderung. Damit du sie gut annehmen und bewältigen kannst, ist es hilfreich für dich, wenn du dich auf deinem Weg in den neuen Lebensabschnitt an ein paar Eckpfeilern anhalten kannst. Der Medizinsoziologe und Stressforscher Aaron Antonovsky ist der Vater der Salutogenese (abgeleitet von lateinisch „salus" = „Gesundheit" und altgriechisch „genesis" = „Geburt", „Entstehung") und gibt dir dafür drei wesentliche Prinzipien mit: 1. Es tut gut, das Leben zu verstehen, 2. es ist wichtig, Herausforderungen für machbar und nicht als Überforderung zu erachten und 3. ist es stärkend, das Leben für sinnvoll zu halten.

Workbook-Teil auf Seiten 22, 23 und 25

◀ Das gelingt vor allem dann, wenn du deine Ressourcen kennst und Strategien, mit denen du Krisen bewältigst.

Aaron Antonovsky, der 1923 in den USA geboren wurde und 1994 in Israel starb, hat sich die Frage gestellt, wieso einige Menschen gesund bleiben und andere krank werden. Er fand heraus, dass es darauf ankommt, auf welche Art und Weise wir mit den Herausforderungen, die von außen auf uns einprasseln und die nicht unbedingt selbst gewählt sind, umgehen. Wenn du unabhängig von den – auch – schwierigen Geschehnissen, die du in deinem Leben zu bewältigen hast, die starke, innere Sicherheit verspürst, dass es das Leben grundsätzlich gut mit dir meint, führst du insgesamt ein gutes, stimmiges Leben.

Das Gefühl ein gutes Leben zu führen, stellt sich ein, wenn du deinem Herzen folgst. Denn solange du einen Widerspruch in dir fühlst zwischen dem, was du glaubst, machen zu müssen, und dem, was du gerne tun würdest, findest du keine Ruhe. Menschen, die lieben, was sie tun, Herausforderungen als Chance sehen können und dankbar sind, sagen meist aus ganzem Herzen: „Ja, ich mag mich und mein Leben, so wie wir sind." Wie geht es dir diesbezüglich? Hast du Lust, darüber nachzudenken?

UM DICH WOHLZUFÜHLEN?

WAS BRAUCHST DU,

Hör mal in dich rein

WAS HÄLT DICH GESUND?

SCHWANGERSCHAFT

Was steigert dein Wohlbefinden?

Um dein Wohlbefinden zu steigern musst du ins Handeln, ins Tun kommen und deinen „Werkzeugkoffer" an Möglichkeiten immer dabeihaben. Das Praktische ist: Da sich dieser in dir selbst befindet, lässt du ihn ohnedies nicht irgendwo stehen. Vergiss nicht, dass du in dir unzählige verschiedene Möglichkeiten hast, mit Situationen umzugehen. Auch das weiß man aus der Stressforschung: Menschen mit einem stark ausgeprägten Gefühl, alle Herausforderungen, die auf sie zukommen, bewältigen zu können, scheuen keine Veränderungen. Im Gegenteil, sie sehen darin sogar eine Chance zur Weiterentwicklung. Wie man Herausforderungen betrachtet, ist eine Frage der Persönlichkeitsstruktur.

Und du? Gehörst du eher zu den Menschen, deren Glas halbleer oder halbvoll ist? Um das herauszufinden, könntest du dich zum Beispiel fragen:

WELCHE MECHANISMEN KONNTE ICH BISLANG IN MEINEM LEBEN ENTWICKELN, UM ÄNGSTE EINZUORDNEN UND MIT IHNEN FERTIGZUWERDEN?

WIE VIEL VERTRAUEN HABE ICH GRUNDSÄTZLICH IN DAS LEBEN?

ERKENNE ICH ÜBERLASTUNG UND ÜBERFORDERUNG FRÜH GENUG ODER ERST, WENN DER STRESSLEVEL SCHON SO HOCH IST, DASS MIR KAUM HANDLUNGSSPIELRAUM BLEIBT?

Bewältigungsstrategien

Die Art und Weise, wie du auf Ereignisse oder Veränderungen in deinem Leben reagierst, wird „Coping" (engl. „to cope with" - „bewältigen, überwinden") genannt. Man spricht diesbezüglich auch von „Bewältigungsstrategien". Sie können sehr unterschiedlich sein. Wir haben fast alle solche Strategien, die uns guttun, und ein paar, die wir uns besser abgewöhnen sollten.

Wenn das nur so einfach wäre! Ich kenne meine Liste und du kannst mir glauben: Auch ich „stecke" immer mal wieder den „Kopf in den Sand", obwohl ich es besser weiß. Aber hey, neuer Lebensabschnitt, nächstes Level!

Gut. Sein.

☐ Ich gehe ein Problem an.

☐ Ich setze Strategien ein, um die Ursachen von Stress zu bewältigen.

☐ Ich investiere Energie, bis ich das Gewünschte erreicht oder den Stress bewältigt habe.

☐ Ich drücke meine Gefühle aus und teile sie mit anderen.

☐ Ich habe einen starken Glauben an meine Fähigkeiten.

☐ Ich vertraue mir und meinen eigenen Möglichkeiten.

☐ Ich suche Hilfe oder Unterstützung durch Dritte oder in einer Gruppe. Ich spreche mit anderen über meine Probleme.

☐ Ich treffe aktiv Entscheidungen.

☐ Ich bewältige Situationen mit Vertrauen und Optimismus.

- [ ] Ich stelle mich Herausforderungen konstruktiv und riskiere etwas.

- [ ] Ich suche neue Wege und bin bereit für Veränderung, wenn sich etwas nicht mehr gut und richtig anfühlt.

- [ ] Ich suche einen Sinn in den Dingen, die geschehen.

Lassen.

- [ ] Ich vermeide Probleme nach dem Motto: „Kopf in den Sand stecken".

- [ ] Ich delegiere die Problemlösung an andere oder halte das Problem einfach aus.

- [ ] Ich suche Zerstreuung, um nicht an mein Problem denken zu müssen, und verzichte auf Ziele, die noch mehr Stress bedeuten.

- [ ] Ich unterdrücke die eigenen Emotionen und versuche, sie zu verbergen.

- [ ] Ich glaube an nichts oder bin unkritisch bei Themen wie Wertesystemen, Politik oder Religion.

- [ ] Ich glaube nicht an meine eigenen Fähigkeiten.

- [ ] Ich mache andere für meine Probleme verantwortlich.

- [ ] Ich treffe ungern Entscheidungen.

- [ ] Mich lähmt das Gefühl, nicht zu genügen.

- [ ] Ich schränke mich ein und gönne mir selten etwas, das mir guttut.

- [ ] Ich wähle gerne gewöhnliche und traditionelle Wege.

Adaptiert aus: Schmid, V. (2011). Schwangerschaft, Geburt, Mutterwerden: ein salutogenetisches Betreuungsmodell.

Schatzkiste – Ressourcen

Schwangere möchten möglichst immer alles richtig machen. Da kenne ich kaum Ausnahmen. Verbote und Schlagworte zu Dingen, die dem Baby schaden könnten, kreisen wie Gedankenkarusselle im Kopf und dabei dreht es sich immer darum, was alles krank machen könnte: Handystrahlen, Stress, Rauchen, Mikroplastik, zu wenig Schlaf, zu viel Schlaf, zu viel Sonne, zu wenig Sonne …

Ein solches Denken ist wenig konstruktiv. Es belastet dich und deine Schwangerschaft. Fokussiere dich daher weniger auf das, was du angeblich oder tatsächlich besser meiden sollst, und mehr auf das, was dir guttut. Hobbys und Momente, die dein Herz höherschlagen lassen, können wichtige Ressourcen für dein Wohlbefinden sein. Vielleicht ist genau jetzt die richtige Zeit, um öfter frisch zu kochen, lange Waldspaziergänge oder Yoga zu machen, mal wieder ins Kino, in ein Konzert oder ins Theater zu gehen. Außerdem ist es entscheidend, mit welchen Menschen du dich umgibst.

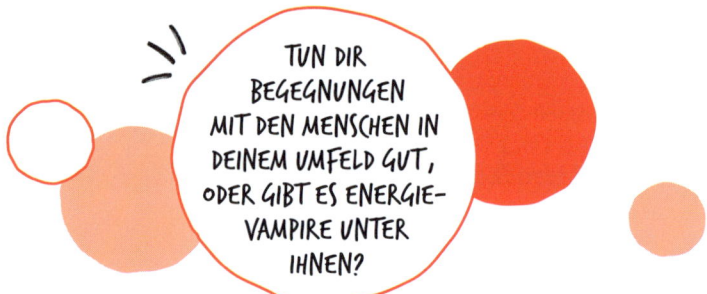

Achtung, sogenannte Energievampire laufen überall frei herum und sind gar nicht so leicht zu erkennen. Gib ihnen nicht die Chance, dich anzuzapfen. Manchmal hat man nach einem Treffen den Eindruck, dass man sich leerer fühlt als zuvor. Das ist ein wichtiges Indiz dafür, dass dir jemand Energie abzieht. Natürlich soll das nicht heißen, dass Freund:innen oder Familienmitglieder sich nie bei dir ausweinen dürfen und es nicht Phasen geben darf, in denen du mehr gibst als ein anderer. Die Balance macht es hier, wie immer, aus. Wenn sich eine zwischenmenschliche Beziehung jedoch auf Dauer unausgeglichen anfühlt, sollte sich wohl etwas ändern.

Gut. Sein.

- Wer in deinem Umfeld tut dir gut?
- Wo und wie fühlst du dich wohl?
- Welche Gewohnheiten, die dir guttun, möchtest du neu in deinen Alltag integrieren oder so sein lassen, wie sie sind?

Lassen.

- Was möchtest du endlich gut. sein. lassen., weil es dir nicht mehr entspricht oder du es mittlerweile annehmen und akzeptieren kannst?

_____

_____

_____

_____

_____

Yoga

Yoga ist mein **Lebenselixier**. Ja, ich lieb's! Mein Weg zum Yoga war „typisch ich" – ein bisschen Plan und viel Improvisation. Nachdem ich mir beim Klettern meine Hand verletzt hatte und den lang ersehnten Kletterurlaub absagen musste, beschlossen eine Freundin und ich, gemeinsamen einen ähnlich coolen Aktivurlaub zu machen. Gesagt, getan! Wir buchten online eine Woche Yogaretreat in der Türkei. Minuten später flatterte die Buchungsbestätigung in den Posteingang und mir entfuhr: „Wir machen ja gar kein Yoga!" Und tatsächlich, bis dahin waren wir noch nie bei einer Yogastunde gewesen. Das musste sich rasch ändern. Schließlich wollten wir bei unserem ersten Retreat nicht völlig ahnungslos auf der Matte stehen. Wir schrieben uns in ein Studio ein, buchten einen Schnuppermonat und gingen von nun an jeden zweiten Tag hin.

Story-Time

In den ersten Stunden verstand ich kein einziges Wort. Herabschauender Hund? Cobra? Adler und Schildkröte? Was für ein Zoo! Dabei hatte ich noch Glück. Der Yogalehrer hätte für all die Körperhaltungen, die man im Yoga „Asanas" nennt, auch die superkomplizierten Sanskritnamen verwenden können. Gut, dass er es nicht getan hat. In Positionen, die er begeistert **„Held:innenpositionen"** nannte, bewunderte ich die Yoginis und Yogis rund um mich, wie sie wahrhaft held:innenhaft ihre Arme minutenlang in Schulterhöhe halten konnten, und starb derweil meinen eigenen Heldinnentod. Aber mein Moment würde noch kommen, dachte ich. Und er kam! Am Ende der Yogastunde, als wir uns auf die Matte legen durften und der Yogalehrer sagte: „Jetzt kommt die Totenstellung. Du hast nichts mehr zu tun, als einfach nur still zu liegen und du selbst zu sein." Das konnte ich!

Seitdem hat Yoga mich nicht mehr losgelassen. Denn Yoga und die Hebammenarbeit umarmen sich **wie ein Liebespaar beim Tanz**, finde ich. Beide lieben Bewegung, Atmung und Dynamik. Sie haben ein großes Verständnis für den menschlichen Körper und für Bewegungsabläufe. Und sie feiern auch die stillen Momente, das Sein und Werden.

Yoga im Speziellen und sportliche Aktivitäten im Allgemeinen können dir dabei helfen, mit deinen körperlichen und hormonellen Veränderungen in der Schwangerschaft besser zurechtzukommen. Zudem tust du deinem Baby damit etwas Gutes! Bewegung hat nämlich nachweislich positive Effekte auf die Gewichtsentwicklung des Babys und die metabolische Stoffwechsellage. Sie verbessert sogar seine motorische Entwicklung und räumliche Wahrnehmung. Bewegung im Freien stärkt zudem dein Immunsystem und wirkt sich günstig auf die Aufnahme von Vitamin D aus. Damit hat sie eine antidepressive Wirkung. Eine regelmäßige Yogapraxis ist zudem ein fantastisches mentales Training und schult die Aufmerksamkeit für den eigenen Körper. So wirst du deine Bedürfnisse besser erkennen können und schüttest verstärkt Glückshormone aus. Yeah!

Gezielte Yogaübungen können dich kräftigen, verspannte Muskelpartien lockern, sanfte Dehnungsübungen das Becken und deine Atemräume öffnen. Dein Körper wird in der Schwangerschaft weicher und dehnbarer. Viele Yogaübungen gehen stark in die Dehnung. Das würde dir jetzt sehr leichtfallen. Pass aber auf, dass du dich nicht überdehnst, sondern eher stärkst. Auch für die Stärkung deines Körpers ist Yoga in der Schwangerschaft ideal, weil es nicht mit Zusatzgewichten arbeitet.

Bei einer isometrischen Muskelkontraktion wird der Muskel mit einer bestimmten Kraft und Spannung aktiviert. Das Gelenk bewegt sich dabei nicht. Daher verkürzt sich der Muskel nicht. Die Muskelspannung übersteigt zudem nie die entgegengesetzte Kraft und der Muskel bleibt während einer isometrischen Kontraktion in seiner Länge gleich. Die einzelnen Muskelfasern kontrahieren dennoch. Auf diese Weise kannst du wunderbar deine Muskeln stärken, ohne zusätzlich zu deinem Körpergewicht Gewichte zu verwenden. Eine typische isometrische Übung ist der Unterarmstütz (Plank).

Yoga ist unglaublich effizient in Bezug auf Kraftaufbau und Körperstabilität. Beides ist in der Schwangerschaft wichtig. Denn wenn der Bauchumfang zunimmt und die stabilisierende Funktion der Bauchmuskulatur abnimmt, hilft ein kraftvoller Rücken, um im Lot zu bleiben. Die gerade Bauchmuskulatur wird ebenfalls geschont, die schräge Bauchmuskulatur kommt daher stärker zum Einsatz. Umkehrhaltungen, also alle Übungen, bei denen der Kopf unterhalb des Herzens ist (z.B. Kopfstand, Handstand oder Schulterstand/Kerze) werden in der Schwangerschaft zurückhaltend oder sehr angepasst praktiziert. Yoga legt großen Wert auf die bewusste Einbeziehung der Atmung in die Bewegungsabläufe. Bewegungen werden meist synchron zu der Atmung durchgeführt. Genau genommen passt man beim Yoga die Bewegung der Atmung an, nicht umgekehrt. Die kleinen Atempausen, die nach jedem Ein- und Ausatmen entstehen, werden zu bewussten Bewegungspausen. Hast du sie schon mal bemerkt?

Vena-Cava-Kompressionssyndrom

Die sogenannte Vena Cava inferior ist ein sehr großes Gefäß, das dem stetigen venösen Blutfluss aus den Beinen zurück in die Bauchorgane und zum Herzen dient. Wenn du auf einer festen Unterlage auf dem Rücken liegst, kann das Gewicht deines Babys diese Vene abdrücken. Meist kündigt sich das durch ein unwohles Gefühl, leichte Übelkeit und Herzklopfen an und du wirst dich intuitiv umlagern. Rasche Abhilfe schafft ein Lagerungswechsel in die linke Seitenlage. So wird die rechtsverlaufende Vene bestmöglich entlastet und die belastende Situation beendet. Das Phänomen tritt besonders gegen Ende der Schwangerschaft auf und ist nicht ungewöhnlich. Im Gegenteil: Es zeigt, dass deine Muskulatur nicht verspannt ist und das Baby sich gut deinem Becken anpasst. Umlagern solltest du dich dennoch.

Die Held:innenasanas gehören zu meinen Lieblingsyogaposen. Sie brauchen einen festen Stand und ein stabiles Fundament und zugleich verkörpern sie eine Leichtigkeit im Oberkörper: Die Held:innen zeigen, dass im Leben Manifestation und Standfestigkeit gleichzeitig mit Veränderung und Flexibilität auftreten können. Auf der energetischen Seite stehen die Held:innenposen für Selbstbewusstsein, Zielstrebigkeit, Mut und Ausdauer. All das passt wunderbar zum Geburtsprozess.

Ich zeige dir hier ein paar Versionen, die du auch als Yogaanfänger:in machen kannst. Wenn du einen hohen Blutdruck oder Probleme mit dem Iliosakralgelenk hast, solltest du die Held:innenasanas allerdings lieber auslassen.

Keine Überforderung! Pass in den Held:innenposen die Weite des Schrittes so an, dass du stabil stehst und dich nicht überdehnst. Vielleicht wird der Schritt mit zunehmender Schwangerschaft immer kleiner. Erlaub dir das! Wenn sich dein Stand wackelig anfühlt, stelle dich breit auf.

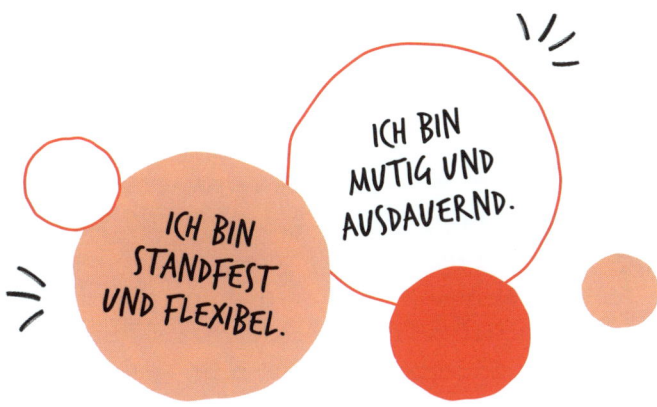

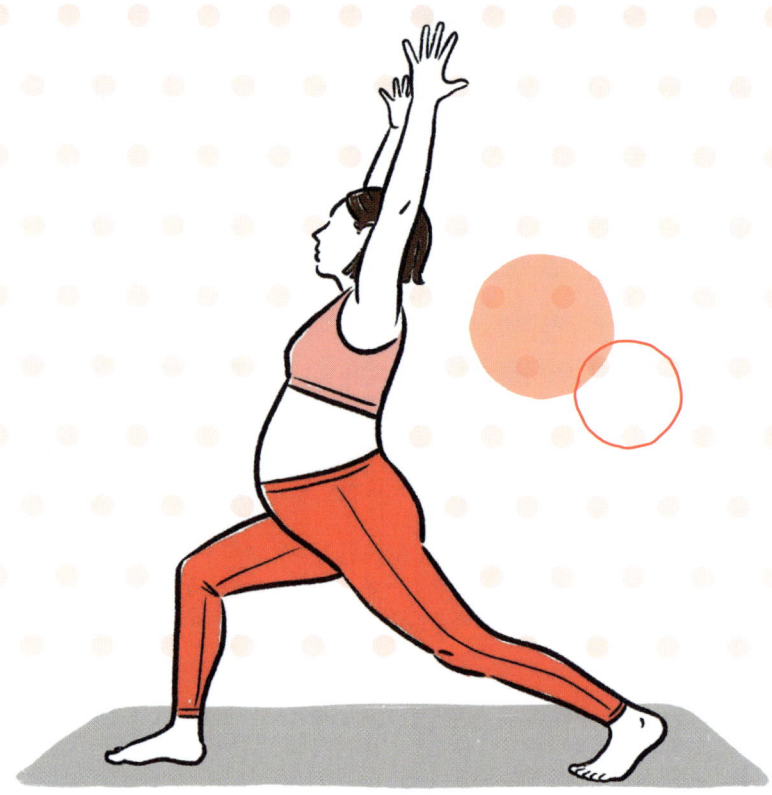

Die erste Held:innen-Pose

Bei der ersten Heldin machst du einen Ausfallschritt. Richte deine Hüfte gerade aus, sodass dein Nabel nach vorne zeigt. Beuge dein vorderes Knie, bis der Oberschenkel sich etwa parallel zum Boden befindet, und achte darauf, dass dein Knie dabei über dem Fußgelenk bleibt. Die Ferse deines hinteren Fußes kann in dieser angepassten Version vom Boden abheben. Jetzt kannst du deine Arme über den Kopf heben und dein Brustbein nach vorne strahlen lassen. Ob du deine Handflächen auseinanderhältst oder über deinem Kopf zusammenbringst, entscheidest du selbst. Stelle dir vor, dass dein Oberkörper ganz lang wird und ziehe den Nabel zu dir heran. Damit vermeidest du, dass du ins Hohlkreuz sinkst. Bleibe für ein paar Atemzüge in der Position und wechsle dann die Seite, du starke Heldin.

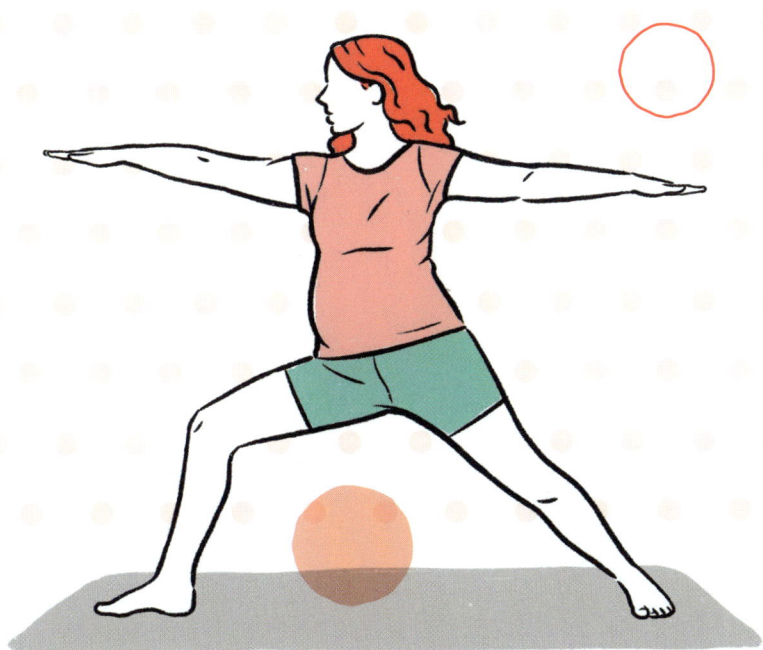

Die zweite Held:innen-Pose

Für die zweite Heldin setze deinen linken Fuß nach hinten. Drehe ihn um 90 Grad aus, sodass er parallel zum kurzen Mattenende steht. Belaste die Fußaußenkante oder stelle sie direkt an eine Wand, wenn du mehr Halt suchst. Deine beiden Fersen sollten in der Ausgangsposition in einer Linie stehen. Atme aus und beuge dein linkes Bein, das Kniegelenk befindet sich dann direkt über deinem Fußgelenk. Deine Hüfte ist parallel zur langen Mattenseite ausgerichtet. Ziehe deinen Nabel wieder gut zu dir, um nicht ins Hohlkreuz zu sinken. Strecke beide Arme seitwärts, schulterhoch und lasse die Schultern entspannt sinken. Blicke mit klarem Blick über deinen Fingerspitzen nach vorn auf ein imaginäres Ziel, dass du jetzt vor Augen hast. Stelle es dir vor und glaub an dich, du selbstbewusste Heldin. Bleibe für ein paar Atemzüge in dieser Position und wechsle dann die Seite.

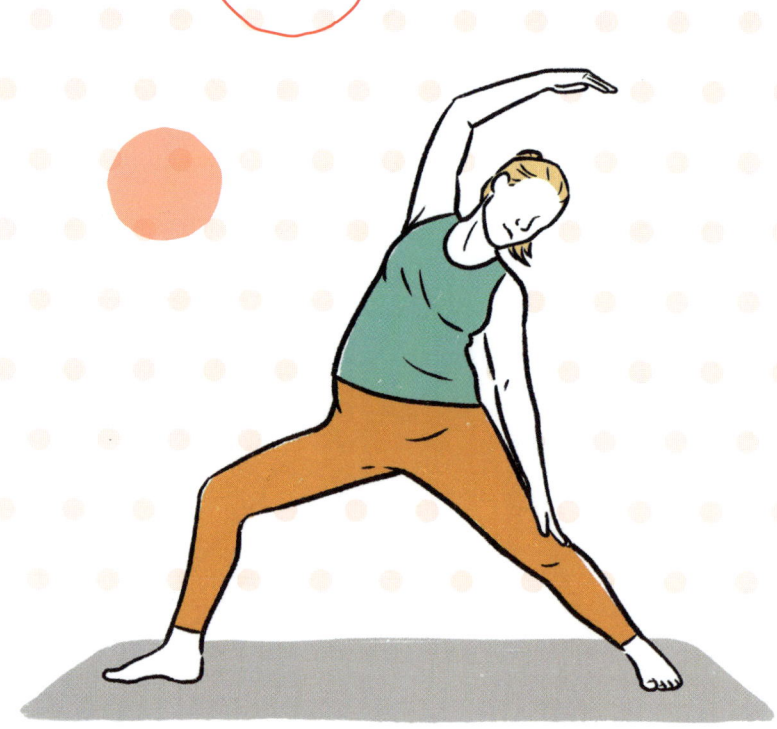

Die friedvolle Held:innen-Pose

Für die friedvolle Heldin bist du in der gleichen Ausgangspositionen wie für die zweite Heldin. Strecke deinen vorderen Arm nach oben und lasse deine hintere Hand so weit wie möglich am hintere Bein Richtung Knie gleiten.

Auf diese Weise kommst du in eine Seitbeuge. Wo immer deine Hand ankommt, lege sie dort ab und bleibe für ein paar Atemzüge in dieser seitlichen Dehnung, du friedvolle Heldin.

Parasympathikus und Sympathikus

Es gibt Prozesse in deinem Körper, die du bewusst, also willkürlich, steuern kannst. Das sind vor allem deine Bewegungsabläufe. Dann gibt es viele Vorgänge in unserem Körper, die faszinierenderweise ganz von allein passieren, also unwillkürlich. Sie gehören zu dem vegetativen Nervensystem, das auch „autonomes Nervensystem" genannt wird.

Es regelt die Abläufe in deinem Körper, die du nicht bewusst steuern kannst, und es arbeitet rund um die Uhr aktiv für dich. Dein vegetatives Nervensystem ist für das Schlagen deines Herzes, deine Atmung und deinen Stoffwechsel im Dauereinsatz.

Zwei Superkräfte deines vegetativen Nervensystems sind der Sympathikus und der Parasympathikus. Du merkst im Alltag, dass dein Sympathikus aktiviert ist, wenn deine Atmung kräftiger wird, dein Herz plötzlich schneller schlägt und du deine Muskeln anspannst. Das kennst du mit Sicherheit aus Situationen, in denen du aufgeregt oder erschrocken bist oder Angst im Spiel ist.

Der Parasympathikus, der Gegenspieler des Sympathikus, ist der Meister der Regeneration, also der Erholung und Entspannung. Wenn diese Kraft des vegetativen Nervensystems aktiviert ist, bist du völlig gechillt. Sein wichtigster Nerv ist der Nervus Vagus, einer deiner zwölf Gehirnnerven. Er führt, anders als alle anderen Gehirnnerven, nicht nur in den Kopfbereich, sondern auch in den Brust- und Bauchraum. Dort versorgt er große Teile der Verdauungsorgane, das Herz und die Lunge. Sobald der Parasympathikus wirkt, können deine Verdauungsorgane optimal arbeiten, Nährstoffe aufnehmen und Ausscheidungsprodukte produzieren. Darüber hinaus beschleunigt der Parasympathikus den Abtransport von Stoffwechselprodukten. Deine Atmung ist tief und ruhig und deine Muskulatur kann sich wunderbar entspannen. Dein Herzschlag beruhigt sich und bremst die Ausschüttung deiner Stresshormone (Adrenalin, Noradrenalin, Cortisol und Corticosteron). So können du und dein Körper besser mit Stress umgehen und Stressreaktionen vorbeugen. Obwohl dein Parasympathikus Teil deines unwillkürlichen Nerven-

Der Parasympathikus hilft auch während der Geburt, siehe Seite 147

systems ist, kannst du diesen Prozess bewusst auslösen, wenn du deinen Vagus Nerv ‚anknipst'. Das gelingt wunderbar durch Atemübungen, durch Entspannung, Meditationen oder auch durch süßes Nichtstun.

Atmung

Das Zwerchfell ist dein Hauptatemmuskel. Gemeinsam mit deinen äußeren Zwischenrippenmuskeln dient es der Atmung. Das Zwerchfell besteht aus quergestreifter Muskulatur, vielleicht kennst du auch die Bezeichnung „Skelettmuskulatur". Diese Muskulatur kannst du willkürlich, also absichtlich und gezielt, beeinflussen. Beim Einatmen senkt sich das Zwerchfell und zieht die Lunge mit nach unten. So entsteht in der Lunge ein Unterdruck und Luft wird in die Lungen eingesogen. Dieser Mechanismus hat mit dem ersten Atemzug bei deiner eigenen Geburt begonnen. Seitdem hat dich der rhythmische Wechsel von Ein- und Ausatmen nie wieder verlassen. Beim Ausatmen senken sich die Rippen wieder, das Zwerchfell wird mit nach oben gezogen, die Luft in der Lunge strömt

> Yoga schult das Körpergefühl, macht die Atmung effizienter und begünstigt die Regeneration.

aus. Dazwischen liegen jeweils kleine Atempausen, bei denen die Muskelfasern entspannt und leicht gedehnt sind. Dass der Atem uns von unserem ersten bis zum letzten Atemzug begleitet, ist jeden Tag ein Grund dafür, dankbar zu sein, finde ich. Und irgendwie auch ein Wunder!

Durch spezielle Atemübungen, die man im Yoga „Pranayama" nennt („Pranayama" = „den Atem lenken"), wird die Atmung tiefer, ruhiger und rhythmischer. Außerdem werden durch diese Atemschulung alle Atemräume optimal genutzt und dein gesamter Atemraum rückt mehr in deinen Fokus. Die Bauchatmung wird deutlich vertieft und durch eine klar aufgerichtete Körperhaltung wird mehr Platz im Brustkorb für die Entfaltung der Lunge geschaffen. Damit ist es möglich, ein Sauerstoffplus und mehr Energie zu erlangen. Während der Geburt deines Babys spielt deine Atmung eine große Rolle und kann wunderbar dabei helfen, mit dem Geburtsschmerz umzugehen. Eine Vertiefung der Atmung wirkt sich nämlich nachweislich positiv auf den Geburtsverlauf aus.

Exkurs zum Thema „Schmerz" ab Seite 152

Atemübung: Bauchatmung

Wenn du deinen Bauchraum zum Atmen nutzen kannst, füllst du den unteren Teil deiner Lunge mit Luft und kannst deine Lungenkapazität voll ausschöpfen. Setze dich aufrecht hin oder lege dich gemütlich in eine linke Seitenlage. Lege eine Hand auf deinen Bauch, um zu überprüfen, ob er sich bei der Einatmung deutlich hebt und bei der Ausatmung wieder senkt. Versuche, zwei- bis dreimal so lange aus- wie einzuatmen. Nimm die kleine Atempause zwischen dem Ein- und Ausatmen bewusst wahr. Stresse dich nicht und versuche, dein Gesicht Atemzug für Atemzug zu entspannen. Deine Stirn wird glatt, dein Kiefer und dein Mund entspannen sich und ein sanfter Ausdruck breitet sich auf deinem Gesicht aus. Atme auf diese Weise fünf bis zehn Minuten lang und löse die Atemübung mit der folgenden kleinen Bewegung auf: Ziehe deine Mundwinkel zu deinen Ohren, halte diese Pose und genieße sie für ein paar Momente.

Atemübung: Wechselatmung

Spreize zunächst deinen Daumen und den Ringfinger einer Hand ab und lege deinen Zeige- und Mittelfinger auf deinem Daumenballen ab. Der Daumen soll gleich dein eines Nasenloch verschließen, durch das andere atmest du tief ein. Nutze dafür deine gesamte Lunge – erst den unteren Teil (= der Bauch hebt sich), dann den oberen (= die Brust hebt sich).

Atme voll ein, schließe nun mit dem kleinen Finger das eben noch geöffnete Nasenloch und öffne das zuvor verschlossene. Versuche dabei, zwei- bis dreimal länger auszuatmen als einzuatmen, aber stresse dich nicht dabei. Du kannst das für fünf bis 20 Minuten im Wechsel machen. Genieße, wie du dich dabei entspannst und in eine innere Balance kommst.

Atemübung: gelenkter Atem mit Ball

siehe Atemübung im Umschlag hinten

Lege dich bequem in die Seitenlage und einen wenig aufgeblasenen Ball unter deinen oben liegenden Arm. Stelle dir vor, dass bei der Einatmung Luft über die Nase in die Lunge und weiter in den Ball fließt. Beim Ausatmen ziehst du die Luft aus dem Ball in die Lunge zurück

und lässt sie über die Nase nach außen fließen. Mache das für 15 bis 20 Atemzüge. Dann wechsle die Seite. Du kannst dir für eine Variation der Übung in Rückenlage den Ball auf den Bauch oder mit aufgestellten Beinen an den Beckenboden legen.

SCHWANGERSCHAFT

Erstes Schwangerschaftsdrittel

Die ersten zwölf Schwangerschaftswochen

Na? Steht auf deinem Terminplaner schon in großen Lettern „UNPLANBARKEIT", weil sich plötzlich alles in deinem Leben um das kleine Wesen in deiner Gebärmutter dreht? Es wird zum Mittelpunkt deiner Welt und sitzt in der Kommandozentrale über deinen Kalender.

Wer kennt ihn nicht, den „Wow-Effekt"? Dieses Überraschungsmoment eines besonderen Ereignisses und die Begeisterung darüber. Mir fällt er im Zusammenhang mit Schwangerschaft und Geburt immer wieder ein. „Wow, was für ein Wunder!", möchte ich jedes Mal rufen. Doch Schwangere finden nicht jede Veränderung, die eine Schwangerschaft mit sich bringt, „wow" und „wunderbar". Einige empfinden sie eher als „mau" und „mühsam". Ich nenne den Prozess der unliebsamen Veränderungen daher mal salopp den „Mau-Effekt". Wenn er zuschlägt, kann ein liebevoller Blick auf den eigenen Körper helfen. Schenke dir selbst aufmunternde Worte, wie du sie für deine Liebsten sicher jederzeit parat hättest, und denke gezielt darüber nach, was dir jetzt besonders gut an dir gefällt.

Es ist völlig normal, wenn du dich manchmal überfordert fühlst oder dich deine eigenen Erwartungen stressen und die Erwartungen des Umfelds nerven. Kein Wunder, wenn du dich müde fühlst oder dir ab und zu eine „Laus über die Leber läuft". Gerade das sind die Momente, in denen du dir selbst auf die Schulter klopfen und dir sagen solltest: „Ich bin wow und wunderbar!"

Von der Befruchtung bis zur Geburt vollzieht dein Körper unzählige Veränderungen und dein Baby entwickelt sich Schritt für Schritt. Da ist es wenig verwunderlich, wenn sich deine Stimmung wöchentlich, täglich, manchmal auch nahezu sekündlich ändert. Dein Terminkalender füllt sich in Lichtgeschwindigkeit mit medizinischen Checks und Meldefristen und eine Lawine an Terminen scheint dich zu überrollen. Möglicherweise möchtest du dir das Gefühls –, Termin-, und Hormonchaos an deinem Arbeitsplatz nicht anmerken lassen und deine Freund:innen und Familie wissen noch nicht, dass du schwanger bist.

Vielleicht hast du im Hinterkopf den Gedanken „Lieber nicht zu früh freuen, wer weiß, wie die Natur entscheiden wird und ob die befruchtete Eizelle sich tatsächlich fest in der Gebärmutter einnisten und entwickeln wird"? Ich verstehe das gut. Wenn es tatsächlich zum Verlust einer Schwangerschaft kommt, gibt es kaum einen Trost. Vielleicht nur diese wenigen Sätze: Die Gründe (Indikationen) dafür bleiben meist ungeklärt und niemand ist schuld daran. Dass aus einer Eizelle und einer Samenzelle ein Kind entsteht, ist ein großes Wunder! Dass dieser komplexe Prozess nicht immer möglich ist, liegt in der Natur der Dinge.

Eine Schwangerschaft erfordert viel Vertrauen, Geduld, Zuversicht und Flexibilität, aber auch eine starke, eigene Meinung und ein stabiles Wertesystem. Denn in kaum einem Lebensabschnitt werden so viele ungebetene Ratschläge von anderen erteilt wie in der Schwangerschaft und bei der Kindererziehung. „Du solltest…", „Du könntest vielleicht…", „Möchtest du nicht lieber…"
    Die Menschen, die dir überraschend und ungefragt Tipps zu sehr intimen und persönlichen Dingen wie beispielsweise Hämorrhoiden oder pränatalen Untersuchungen des Kindes geben oder dir auf den Bauch greifen, kennst du oft gar nicht. Du triffst sie beim Einkaufen, in Wartezimmern oder in öffentlichen Verkehrsmitteln. Schneller als Zellen sich teilen können, hängen sie dir ihre Meinung und Weisheiten um, die sie – eh klar – mit dem Löffel gefressen haben. Dich können sie damit ernüchtern, peinlich berühren, verschrecken oder verunsichern. Dabei gilt doch eigentlich die Regel: Wer nicht fragt, sucht bekanntlich gerade keine Antwort und möchte schon gar nicht mit Themen konfrontiert werden, die schlichtweg im Moment keine sind.

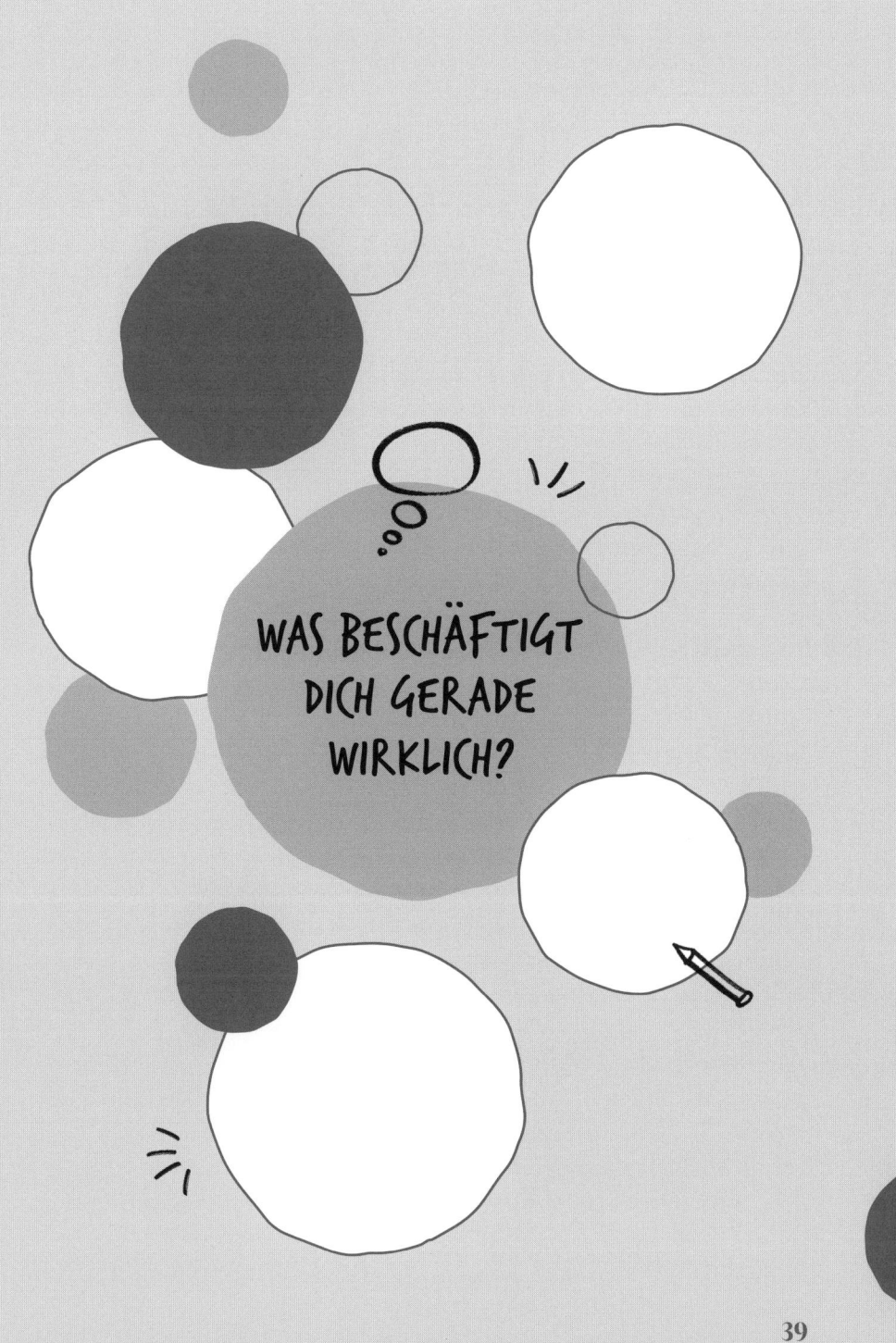

WAS BESCHÄFTIGT
DICH GERADE
WIRKLICH?

Suche dir für die besondere Zeit deiner Schwangerschaft fachkompetente Expert:innen. Meinem Herzen folgend, steht die Würde der mir anvertrauten Familien über allem. Dafür steht auch der Hebammen-Ethikkodex. Er basiert auf der Anerkennung der Würde aller Menschen und strebt das Einhalten von Menschenrechten, Selbstbestimmung und Gleichheit im Gesundheitswesen an. Er ist wegweisend für meine Arbeit und die meiner Kolleg:innen. Er sollte es für alle sein. Doch bedauerlicherweise gibt es in allen Berufsfeldern „schwarze Schafe". Wenn es Situationen gibt, in denen du Zweifel hast, ob fachlich richtig gehandelt wird, es Hinweise auf mangelnde Sorgfalt gibt, sich dir jemand grob, rassistisch oder übergriffig gegenüber verhält, wende dich an gewissenhaftere und empathischere Fachleute.

Wenn du dich zwischendurch mal schnell auf eigene Faust auf die Suche nach Antworten machst, ziehe auf jeden Fall Fachliteratur den Einträgen von Forenschreiber:innen im Internet vor. Dort wird der Einzelfall nämlich rasch zur Regel erhoben und Halbwahrheiten und falsche Informationen können dir mehr Ängste machen, als sie dir nehmen.

> Tweets und Reels, die im Vorübergehen als schnelle Wissenshäppchen konsumiert werden, liegen oft schwer im Magen.

Wenn das nötige medizinische Fachwissen fehlt oder etwas aus dem Zusammenhang gerissen wird, kann es schwer zu verstehen sein oder falsche Informationen vermitteln. Hat man sich auf der Suche nach Antworten schlussendlich durch sämtliche Foren und Internetseiten geklickt, ist der Stresspegel so hoch, als stünde man kurz vor einem Fallschirmsprung.

Ammenmärchen oder Wissenschaft

Lass mich hier mit ein paar kuriosen Geschichten aufräumen. Schon um die Zeugung ranken sich seltsame und unglaubliche, aber auch angeblich wahre Geschichten.

Es wird zum Beispiel behauptet, mit etwas Geschick könne man beim Zeugungsakt das Geschlecht des Kindes bestimmen. Die Idee

kommt von der Tatsache, dass Samenzellen unterschiedliche Eigenschaften haben. Männliche Spermien sind z.B. schneller als weibliche. Robuster, zäher und langlebiger sind aber diejenigen, die das biologisch weibliche Geschlecht bestimmen. Um ein Mädchen zu bekommen, wäre demnach der beste Zeitpunkt für Sex ein bis drei Tage vor dem Eisprung. Die Zeugung eines Buben muss zeitnah zum Einsprung stattfinden. Theoretisch stimmt das, praktisch stehen die Chancen dennoch immer noch 50:50.

Geschlechterzuschreibungen sind ohnedies mit Vorsicht zu genießen. Trotzdem wird dir, spätestens wenn der Bauch sich sichtbar wölbt, immer wieder das Geschlecht ungefragt vom Umfeld prophezeit. So glauben manche, dass ein spitzer Bauch für ein Mädchen steht und ein rundlicher für einen Buben. Fakt oder Fake? Auch wenn Tanten, Großmütter und Nachbarn überzeugender klingen als Wahrsagerin, Kartenlegerin oder das Orakel von Delphi, wie der Bauch einer Schwangeren aussieht, hängt von der Statur, dem Gewebe, der Größe des Babys und der Fruchtwassermenge ab. Wenn du das Geschlecht tatsächlich vor der Geburt wissen möchtest, ist eine Geschlechtsbestimmung per Ultraschall möglich. Sie ist ab der 13. Schwangerschaftswoche zu etwa 80 % richtig und wird von Woche zu Woche eindeutiger. Voraussetzung für die richtige Bestimmung des Geschlechts ist, dass das Baby seine Geschlechtsmerkmale gut und eindeutig erkennen lässt.

Weder die Form des Bauches lässt Rückschlüsse auf das Geschlecht zu, noch spricht die Lust auf Süßes mehr für ein Mädchen als für einen Buben. Schon gar nicht rauben Mädchen ihren Müttern die Schönheit, wie manchmal behauptet wird. Für deine bezaubernde Ausstrahlung sind Hormone im Dauereinsatz. Östrogen bewährt sich als wahres Schönheitselixier. Es sorgt für eine gute Durchblutung der Haut, macht einen rosigen Teint und lässt deine Haare glänzend und dichter werden. A propos Haare: Es wird gemunkelt, dass die Babyhaare den Magen der Mutter kitzeln und für Sodbrennen verantwortlich sind. Auch das ist ein Ammenmärchen. Nicht der Haarschopf, sondern körperliche Veränderungen sind dafür verantwortlich, wenn es dir sauer aufstößt.

Kaum eine Lebensphase ist von so vielen Mythen umrankt wie die Schwangerschaft. Schließlich ist die Entstehung eines Menschenkindes etwas schier Unbegreifliches. Manch ein Ammenmärchen entstand durch unklare Fakten und den Versuch, Erklärungen für scheinbar Unerklärliches zu finden. Durch manch einen Aberglauben erfuhren Schwangere, bevor es das Mutterschutzgesetz gab, Hilfe im Haushalt und Schonung im Alltag. Andere Geschichten wurden zum Schutz von Mutter und Kind schlichtweg frei erfunden wie beispielsweise jene, die besagt, dass Schwangere nicht unter einer Wäscheleine hindurch gehen dürfen, damit sich die Nabelschnur nicht um den Hals des Babys wickelt.

1. Nabelschnur

Dein Baby ist über die Nabelschnur mit der Plazenta verbunden und wird über Blutgefäße mit Nährstoffen und Sauerstoff versorgt. Die Nabelschnur ist so etwas wie die Versorgungspipeline deines Babys in der Schwangerschaft. Sie ist am Ende der Schwangerschaft etwa einen halben Meter lang und fingerdick. Diese Länge und ihr spiralförmiger Aufbau ermöglichen deinem Baby, dass es sich drehen und in der Gebärmutter herumturnen kann. Dabei wickeln sich manche Babys die Nabelschnur wie einen feschen Schal um den Hals oder haben sie wie Hosenträger lässig über die Schultern gelegt. Alles kein Problem! Eine gefährliche Strangulation während des Plantschens im Fruchtwasser kommt glücklicherweise extrem selten vor. Bei der Geburt kann eine Nabelschnurumschlingung das Baby stressen, nämlich genau dann, wenn die Wehe das Baby aus der Gebärmutter schieben möchte und die Nabelschnur es gleichzeitig, wie einen Bungeejumper, zurück in die Gebärmutter zieht.

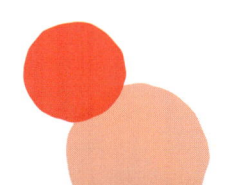

Wenn die Nabelschnur aufgrund der Verwickelung oder ursprünglich tatsächlich zu kurz für eine vaginale Geburt ist oder sich straff am Hals zusammenzieht, muss der Notausstieg über die Bauchdecke genommen werden und ein Kaiserschnitt gemacht werden.

Kapitel „Kindliche Überwachung" ab Seite 143

Ich habe viele Babys vaginal auf die Welt kommen sehen, die ihre Nabelschnur mehrmals um den Hals geschlungen hatten und damit gar kein Problem hatten.

2. Plazenta

In dein Leben tritt nun auch ein neues Organ, die Plazenta. Am Anfang der Schwangerschaft stellt das Plazentagewebe erstmal eine schützende Barriere für dein Baby dar. Denn ihr beide habt getrennte Blutkreisläufe und eine ausgeklügelte Zellmembran verhindert einen direkten Blutaustausch. Nur so kann sich das Baby ungehindert einnisten. Das humane Choriongonadotropin (HCG), das von der Urform deiner Plazenta produziert wird, sorgt in dieser Phase dafür, dass die Eizelle nicht abgestoßen wird und wichtige hormonelle Prozesse für die Schwangerschaft in Gang gesetzt werden.

Schon bald rückt dann die Versorgungsfunktion in den Vordergrund und die anfänglich schützende Barriere lässt Nährstoffe und Sauerstoffmoleküle zum Baby durch. Aber auch schädliche Substanzen, wie viele Medikamente, Nikotin und Alkohol können zu deinem Baby durchdringen, wenn du sie zu dir nimmst. Welche davon du unbedingt meiden sollst, erzähle ich dir noch. Doch nicht alle Stoffe, Bakterien und Viren sind plazentagängig und können die sogenannte Plazentaschranke passieren. Das erklärt, warum einige Medikamente in der Schwangerschaft eingenommen werden dürfen und andere nicht. Und warum einige Viren (z.B. Rötelviren) eine Infektion in der Schwangerschaft verursachen können, andere Viren (z.B. der HI-Virus = Humaner Immundefizienz Virus) hingegen erfolgreich abgehalten werden.

Plazenta Praevia

Die Plazenta kann überall in der Gebärmutter anwachsen, an der Hinter- oder Vorderwand. Manchmal wächst sie auch vor dem Gebärmutterhals an. Wenn die Plazenta den Gebärmutterhals ganz oder nur teilweise bedeckt, sind schmerzlose und immer wiederkehrende Blutungen möglich. Durch das Wachstum der Gebärmutter kann sich der Sitz der Plazenta im Laufe der Schwangerschaft verändern und den späteren Geburtsweg für das Baby freimachen. Sie wird mit dem Wachsen des Bauches förmlich nach oben weggezogen. Passiert das allerdings nicht, muss das Baby am Ende der Schwangerschaft mit einem Kaiserschnitt auf die Welt geholt werden.

3. Blutungen in der Schwangerschaft

Ich möchte an dieser Stelle gleich noch ein paar Worte über das Thema „Blutungen" in der Schwangerschaft verlieren. Wenn wir „rot" sehen, schrillen die Alarmglocken – ein lebenswichtiger Mechanismus, um eine mögliche Gefahr rasch zu erkennen.

Treten in der Schwangerschaft Blutungen auf, wie es erstaunlich häufig der Fall ist, muss der Ursache unbedingt auf den Grund gegangen werden. Vor allem im ersten Trimenon sind leichte Blutungen nichts Ungewöhnliches. Blutungen gehören jedoch immer ärztlich abgeklärt.

Einnistungsblutung

Bereits im frühesten Stadium der Schwangerschaft können schwache Blutungen auftreten, beispielsweise, wenn das befruchtete Ei versucht, sich in der Gebärmutter einzubetten. Auch der Zeitpunkt, an dem die Plazenta an der Gebärmutterwand anwächst, wird manchmal von leichten Blutungen begleitet. Da dies rund um den Zeitpunkt passiert, zu dem, ohne eingetretene Schwangerschaft, die Menstruation einsetzen würde, kann diese Blutung durchaus zu Verwirrung darüber führen, ob tatsächlich eine Schwangerschaft eingetreten ist.

Schmierblutungen

Recht häufig kommen schmerzlose sogenannte „Schmierblutungen" vor. Grund ist meist ein zu niedriger Progesteronspiegel. Um der Eizelle die Einnistung ins gemachte Nest zu erleichtern, nehmen Schwangere mit Schmierblutungen oder solche, die in der Vergangenheit einen frühen Schwangerschaftsverlust erlebt haben, zusätzlich Gelbkörperhormone ein.

Wenn eine Blutung gleichzeitig mit Wehen oder Schmerzen auftritt, solltest du sie wirklich ernst nehmen. Einen entscheidenden Hinweis für die Gefahreneinschätzung liefern auch die Intensität und die Farbe des Blutes. Dunkelrotes oder bräunliches Blut weist meist auf bereits abgeschlossene Vorgänge hin wie z.B. vaginale Blutungen aus der Zeit, in der die Plazenta sich an der Gebärmutterwand angehaftet hat. Fließt hellrotes Blut, dann handelt es sich um frisches Blut. Das bedeutet, dass aktuell ein Geschehen im Gange ist und du und dein Baby ärztliche Hilfe brauchen. Im fortschreitenden Verlauf der Schwangerschaft kommen Blutungen zwar wesentlich seltener vor als am Anfang der Schwangerschaft, sie können jedoch durchaus kritisch sein, weil sich z.B. die Plazenta löst und die Versorgung deines Babys gefährdet ist. Fahre mit Blutungen daher in jedem Fall und zu jeder Zeit zügig ins Krankenhaus und lasse die Ursache abklären.

Wenn du die Blutgruppenzusatzinformation Rhesus-negativ hast, bekommst du bei einer noch so kleinen vaginalen Blutung vorsichtshalber eine sogenannte Anti-D-Prophylaxe, um keine Antikörper gegen die fremde Erbinformation zu bilden, die in deine Blutbahn gekommen ist. Denn wenn dein Baby Rhesus-positiv ist, und das wird erst nach der Geburt deines Babys bestimmt, wehrt sich dein Körper. Für die aktuelle Schwangerschaft ist das in vielen Fällen unproblematisch. Bei einer weiteren Schwangerschaft mit einem Rhesus-positiven Kind würde eine unbehandelte Rhesusunvereinbarkeit allerdings zu schwerwiegenden Folgen führen.

Progesteron, das sogenannte „Gute-Laune-Hormon" ist eines der wichtigsten weiblichen Geschlechtshormone. Es wird zu den

Gestagenen gezählt und ist noch unter anderen Namen bekannt: „Schwangerschaftshormon", „Gelbkörperhormon" oder „Corpus-Luteum-Hormon". Der Gelbkörper, der dem Hormon seinen Namen gibt, entsteht nach dem Eisprung aus den Resten der Hülle einer reifen Eizelle im Eierstock. Nistet sich tatsächlich eine befruchtete Eizelle in der Gebärmutter ein, produziert der Gelbkörper so lange Progesteron, bis die Produktion ab etwa der 12. Schwangerschaftswoche vom Mutterkuchen übernommen wird.

4. Schwangerschaftsbeschwerden

Schwangerschaftsbeschwerden sind auf gewisse Weise wie lieblos ausgewählte Souvenirs. Irgendwie unnütz, aber wenn man sie bekommt, nimmt man sie naserümpfend an und überlegt, wie man sie am besten wieder loswird. Wenn du nicht selbst davon betroffen bist, möchtest du wahrscheinlich gar nicht so viel über Hämorrhoiden, Verstopfung, Sodbrennen, Krampfadern und Co wissen. Und wenn doch, brauchst du eine individuelle Beratung, die den Schweregrad, deinen Leidensdruck und Wünsche nach einer medikamentösen oder komplementärmedizinischen Behandlung berücksichtigt.

Schwangerschaftsübelkeit

Ein flaues Gefühl im Magen und Unwohlsein spielen insbesondere in den ersten Wochen der Schwangerschaft vielen Schwangeren übel mit. Dir auch? Wenn es dir noch dazu regelmäßig den „Magen umdreht", hast du eine sogenannte Emesis gravidarum. Dann steht „sich übergeben zu müssen" nach dem Aufstehen leider auf der Tagesordnung und die Beschwerden nehmen erst im Laufe des Tages ab. Manchen Schwangeren kommt aber unabhängig von der Tageszeit, bei bestimmten Gerüchen oder Speisen alles hoch und sie nehmen am Beginn ihrer Schwangerschaft erstmal ab. Bis zur 16. Schwangerschaftswoche ist der Spuk in der Regel vorbei.

Warum eine Schwangerschaft mit dieser üblen Begleiterscheinung beginnt und eine eine andere nicht, ist unklar. Vermutet wird, dass das Schwangerschaftshormon humanes Choriongonadotropin (ß-HCG), niedrige Blutzuckerwerte oder psychosoziale Faktoren eine Rolle spielen könnten. Bei leichten Verläufen von Schwangerschaftsübelkeit kann es helfen, morgens vor dem Aufstehen ein paar Bissen zu essen, um den Blutzucker anzuheben. Wenn du betroffen bist, stellst du dir vielleicht Zwieback oder trockene Kekse und eine Kanne Kräutertee neben das Bett.

Die traditionell chinesische Medizin empfiehlt für einen guten Start in den Tag ein warmes Frühstück in Form eines Getreidebreies, verfeinert mit gedünstetem Obst. Sie kennt auch ein paar sehr wirksame Akupunkturpunkte zur Behandlung von Übelkeit.

Ein bisschen Gusto ist da, aber vor der Zubereitung des Essens graust es. Oh, ja, auch das kommt vor. Schön wäre, wenn dich jetzt jemand unterstützt oder du einen Lieferdienst in Anspruch nehmen kannst.

Häufige, kleinere Mahlzeiten (ca. fünf bis sechs) werden in dieser sensiblen Phase meist ebenfalls besser vertragen als wenige, aber üppigere Mahlzeiten. Wenn du nichts bei dir behalten kannst, kann es auch an der Konsistenz, Temperatur oder Zubereitungsform des Essens liegen. Bekommst du eine Suppe oder einen Brei besser hinunter als frisches Obst oder Brot?

Es ist alles erlaubt, worauf du Lust hast. Das hohe Ziel der guten Ernährung ist bei Schwangerschaftsübelkeit zweitrangig. In erster Linie geht es jetzt darum, ausreichend zu trinken. Alles andere kann nachgeholt werden, sobald der Magen sich wieder eingerenkt hat. Der Übergang von der Emesis gravidarum zur Hyperemesis gravidarum ist fließend. Bei dieser schwersten Form der Schwangerschaftsübelkeit erbrechen Betroffene mehr als fünf Mal am Tag. Sie sollten sich in jedem Fall ärztlich behandeln lassen. Medikamente, die gegen Erbrechen wirken (= Antiemetika) gibt es in der Apotheke.

Sie können nach ärztlicher Absprache eingenommen werden. Mit Hilfe von Infusionen wird der Flüssigkeitshaushalt reguliert und der Körper in Balance gebracht. Manchmal tut ein Krankenstand oder stationärer Krankenhausaufenthalt gut, um aus den Pflichten des Alltags auszusteigen und erstmal nichts mehr erledigen zu müssen. Auf diese Weise wird offiziell, dass nun „die Pausetaste gedrückt" ist und die Schwangerschaft alles andere in den Schatten stellen darf.

Oft heißt es: „Schwangerschaft ist keine Krankheit." Stimmt! Trotzdem ist sie ein körperlicher Ausnahmezustand und du vollbringst gerade etwas ganz Großes. Mache dir deshalb einmal von Neuem deine eigenen Ressourcen bewusst, und von wem du Hilfe aus deinem näheren Umfeld bekommen kannst. Familienmitglieder, Freund:innen oder eine professionelle Familienhilfe zur Unterstützung zu haben, kann Gold wert sein. Eine klare Verteilung der Aufgaben innerhalb der Partnerschaft kann auch Entlastung bringen. Vielleicht ist sogar eine Neuverteilung angesagt, schließlich haben sich die Umstände jetzt deutlich geändert. Es kann in dieser Zeit ungemein hilfreich sein, keine Termine zu haben, versonnen in den Tag hineinzuleben, Entspannungsübungen zu machen oder an der frischen Luft durchzuatmen, wenn der Performancedruck zu groß wird.

Obwohl Schwangerschaftsübelkeit zu den häufigen Schwangerschaftsanzeichen zählt, fühlen sich viele Betroffene nicht nur mies, sondern sie plagt zudem ein schlechtes Gewissen. Fragen wie „Freue ich mich vielleicht nicht genug auf das Baby?", „Sind meine Selbstzweifel der Auslöser?" „Esse ich die falschen Sachen?" geistern im Kopf herum. Das sind unnötige und quälende Fragen, die man am besten in die Tonne tritt. Niemand sollte sich von solchen Schuldgefühlen quälen lassen. Ganz im Gegenteil: Jetzt solltest du besonders liebevoll mit dir selbst umgehen, dich unterstützen und verwöhnen lassen und dir viel Ruhe oder ein paar wohltuende Yogaübungen gönnen. Die beiden Übungen auf der nächsten Seite bringen dich sanft in Bewegung und sind zudem eine sanfte Massage für deine Bauchorgane.

SCHWANGERSCHAFT

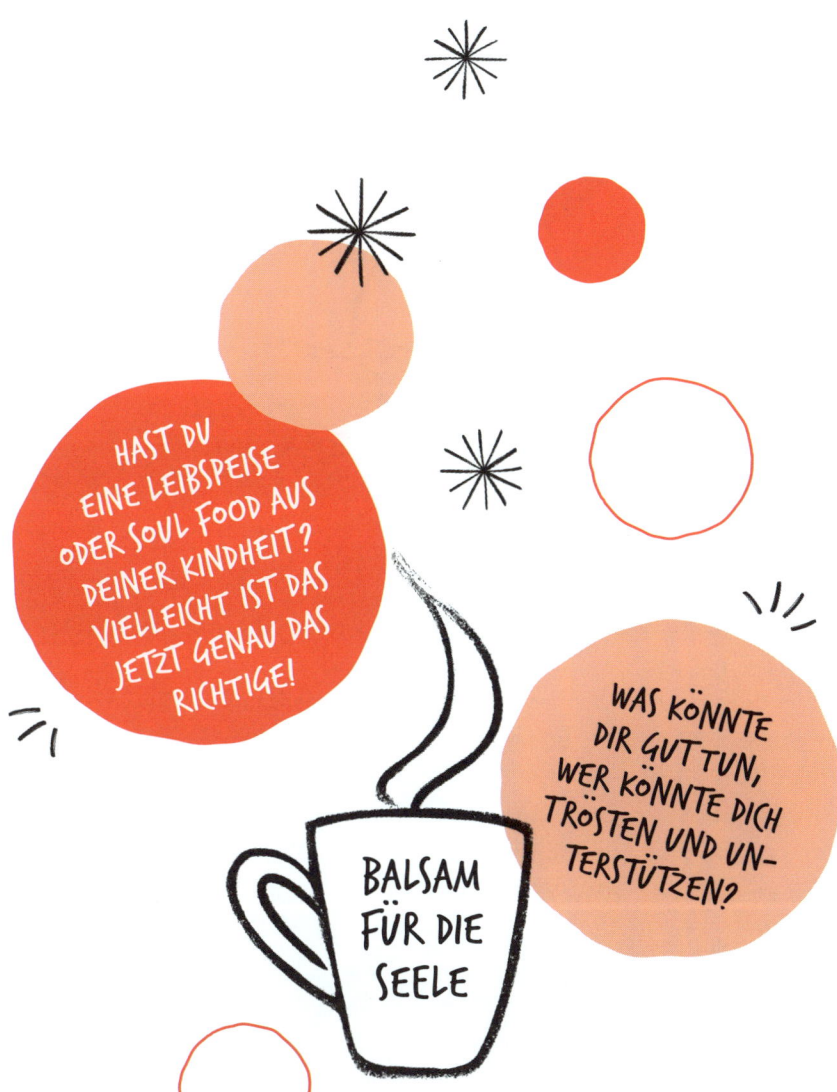

HAST DU
EINE LEIBSPEISE
ODER SOUL FOOD AUS
DEINER KINDHEIT?
VIELLEICHT IST DAS
JETZT GENAU DAS
RICHTIGE!

WAS KÖNNTE
DIR GUTTUN,
WER KÖNNTE DICH
TRÖSTEN UND UN-
TERSTÜTZEN?

BALSAM
FÜR DIE
SEELE

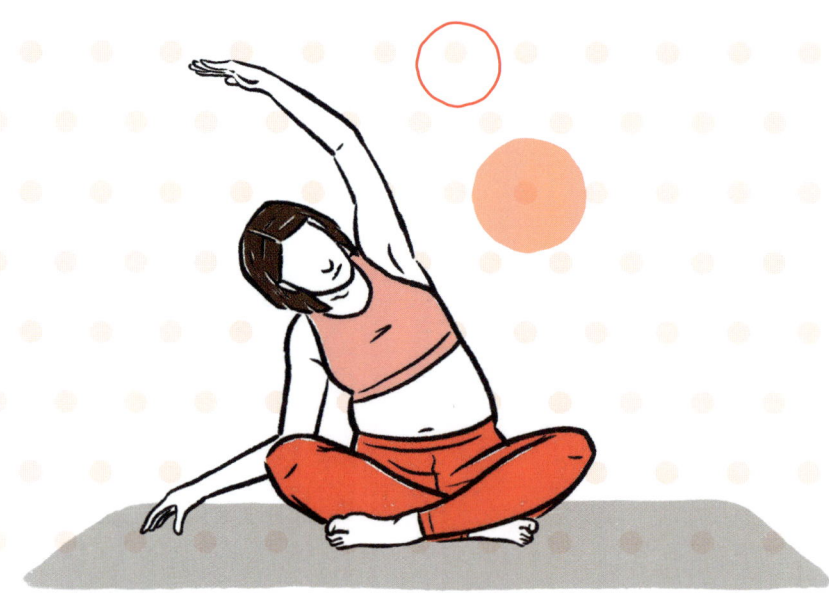

Die Seitbeuge im Sitzen

Setze Dich aufrecht hin und atme für ein paar Atemzüge in deinem natürlichen Atemfluss. Lasse gute Energie in deinen Körper einfließen und gib mit jedem Ausatemzug ab, was du nicht brauchen kannst. Öffne zum Ausatmen leicht deinen Mund und mach ein erleichtertes „Jaaaaaa"-Geräusch. Atme langsam durch die Nase ein und zähle im Geist bis vier, fünf, sechs… Das soll sich richtig angenehm für dich anfühlen. Dein Ausatmen dauert dabei genauso lange wie deine Einatmung.

Wenn es dir mit der Atemübung gut geht, kannst du auch zusätzlich in Bewegung kommen. Nimm beim Einatmen deine Arme über deinen Kopf und lehne dich mit dem Ausatmen einmal zu einer Seite, bei der nächsten Ausatmung zur anderen Seite. Wenn du dich nach links beugst, strecke deinen linken Arm aus und stelle ihn auf deinen Fingerkuppen ab. Dein rechter Arm geht dabei über deinem Kopf ebenfalls auf die linke Seite. Anschließend wechselst du die Seite.

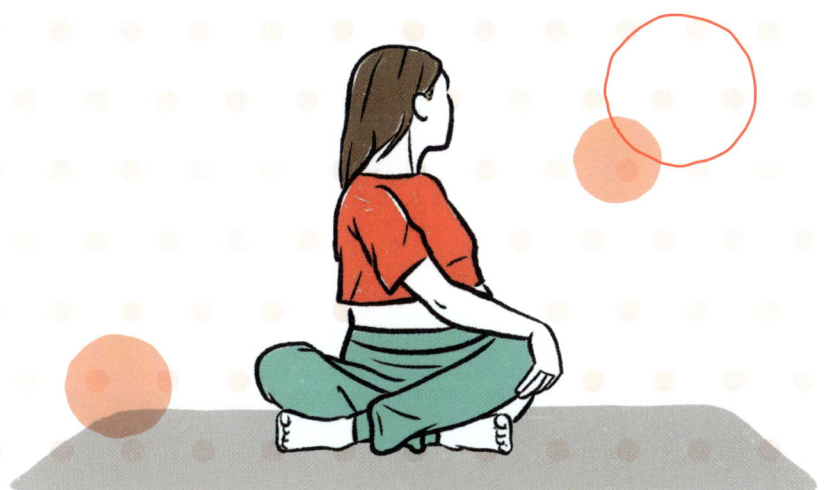

Zum Mobilisieren der Wirbelsäule

Richte dich gut auf, bevor du dich zur Seite eindrehst. Drehe deinen Oberkörper für ein paar Atemzüge auf eine Seite und nütze jedes Einatmen, um Länge in der Wirbelsäule zu schaffen, und jedes Ausatmen, um die Drehung zu genießen. Greife mit einer Hand diagonal zu deinem Knie und stütze dich mit der anderen Hand hinter deinem Rücken ab. Bleibe für einige Atemzüge in der Position und wechsle dann zur anderen Seite.

Müdigkeit in der Schwangerschaft

Müde, müde, müde. Möchtest du gerade am liebsten den ganzen Tag schlafen? Höchstwahrscheinlich. Denn in deinem Körper finden gerade große körperliche und hormonelle Veränderungen statt. Ein gewisses Maß an Müdigkeit und Abgeschlagenheit ist daher ganz normal.

Gerade in den ersten Wochen und Monaten müssen sich viele Schwangere tagsüber niederlegen oder abends früh zu Bett gehen. Im zweiten Trimester lässt die Müdigkeit meist nach und gegen Ende der Schwangerschaft können die nötigen Ruhephasen wieder häufiger werden. Sollte deine Müdigkeit von einem niedrigen Blutdruck herrühren, können kalt-warme Wechselgüsse unter der Dusche aktivierend sein und deinen Kreislauf anregen.

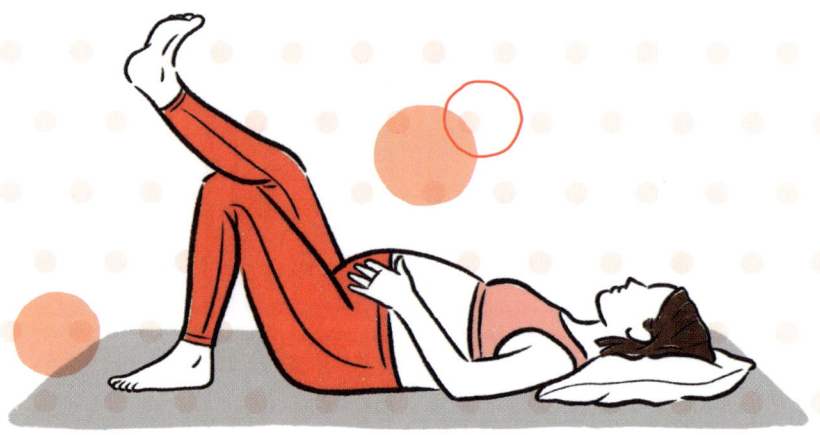

Beinvenen entlasten mit der „Venenpumpe"

Venenübungen können dir jetzt guttun. Wenn du auf dem Sofa liegst, stelle beide Beine auf und strecke ein Bein in die Luft. Da dir deine Bauchmuskulatur keine Unterstützung ist, stütze dein ausgestrecktes Bein ein bisschen auf deinem aufgestellten Knie ab. Dann kannst du mit kreisenden Bewegungen dein Sprunggelenk mobilisieren und anschließend mit Beugen und Strecken deines Sprunggelenks deine sogenannte Venenpumpe aktivieren. So begünstigst du den Blutrückfluss aus deinen Beinen und entlastest deine Beinvenen. Diese Übung ist einfach und du kannst sie beliebig oft machen. Sie ist auch gut geeignet, nachdem du lange gesessen bist.

Nicht selten steckt ein Eisen- oder Vitamin-D-Mangel dahinter, wenn du dich allzu sehr durch den Tag quälst. Mittels einer Blutuntersuchung werden Mangelerscheinungen aufgedeckt und können mit Hilfe von ausgewogener Ernährung oder durch die Einnahme von Nahrungsergänzungsmitteln in der Regel sehr gut ausgeglichen werden.

Krampfadern und Hämorrhoiden

Schwangerschaftshormone, die den ganzen Körper geschmeidig und locker machen, lockern und weiten alle Gefäße. Damit haben Venenerweiterungen leichtes Spiel und Krampfadern in den Beinen, im Bereich der Vulva und des Anus können leichter auftreten. Leider.

Im Analbereich nennt man die Gefäßerweiterungen Hämorrhoiden. Sie machen sich typischerweise durch Symptome wie Juckreiz, Schmerz oder leichte hellrote Blutungen nach dem Stuhlgang bemerkbar. Wenn sie aus dem Enddarm heraustreten, werden sie um den Schließmuskel sichtbar und tastbar. Das zeigt ein fortgeschrittenes Stadium der Beschwerde an. Je weniger Druck auf die betroffenen Blutgefäßpolster am Darmausgang ausgeübt wird, umso besser. Vermeide daher Handyspielen oder Zeitung lesen auf der Toilette.

Das tut auch deinem Beckenboden nicht gut. Das ist die Muskelplatte, die deinen Bauchraum und die Beckenorgane nach unten hin abschließt und der einen großen Einfluss auf den Halt der Organe in deinem Körperinneren und auf deine Körperhaltung hat. Während der Schwangerschaft ist die trapezförmige Muskulatur vor völlig neue Herausforderungen gestellt. Sie muss dein Baby im Körperinneren halten und soll es erst bei der Geburt wieder loslassen. Zur Kräftigung deines Beckenbodens und um ihn gezielt ansteuern zu können, musst du ihn trainieren. Denn in unserem Gehirn gibt es keine Areale für Muskulatur. Es speichert vielmehr Bewegungen ab und je öfter eine gemacht wird, umso leichter ist sie abrufbar. Beim Beckenbodentraining wird die Spannung für eine gewisse Zeit gehalten und die Muskulatur dann wieder entspannt. Die Übungen werden in der Regel mehrmals wiederholt.

mehr zum Beckenboden auf Seite 148

Diese achtsame Übung wird im Liegen durchgeführt und beschränkt sich auf sehr kleine, aber effektive Bewegungen. Lege Dich auf den Rücken und spüre erstmal alle Auflagepunkte deines Körpers. Bist du gut aufgelegt? Auf der Matte und im übertragenen Sinne? Atme bewusst und genussvoll durch deine Nase ein und wieder ganz aus. Wenn du dabei viel Druck spürst, atme durch den Mund aus. Sobald der Elefant von deiner Brust geklettert ist und es dir leichter fällt durchzuatmen, kannst du es nochmal mit der Nasenatmung versuchen. Lege deine Hände auf den Unterbauch und lasse beim Ausatmen deinen Nabel sanft in den Bauch sinken. Wenn dir das gut gelingt, kannst du zeitgleich den Nabel nach innen und oben ziehen. Du wirst spüren, wie unter deinen Händen eine gute Spannung entsteht. Das ist dein aktivierter Beckenboden.

Obstipation/Verstopfung

Bei festem Stuhl hilft es, viel zu trinken, sich zu bewegen, um die Darmmobilität zu fördern, oder sie mit Hilfe deiner Ernährung anzuregen. Lege abends drei Trockenpflaumen in Wasser ein. In der Früh kannst du sie essen und den Sud trinken. Wenn dir sowas gar nicht schmeckt, kannst du ein bis zwei Esslöffel Leinsamen in Wasser quellen lassen und dir in dein Frühstücksmüsli oder Joghurt einrühren.

Sodbrennen

Hast du ein brennendes Gefühl in der Speiseröhre? Das nennt man „Sodbrennen". Es kommt daher, dass aus deinem Magen Magensäure in deine Speiseröhre aufsteigt. In der Schwangerschaft kann der geringere Muskeltonus und das Größerwerden deiner Gebärmutter dazu führen, dass der Schließmuskel am Mageneingang etwas undicht wird. Alles, was deinen Magen beruhigt, tut daher gut. Das sind kleinere, häufigere Mahlzeiten und das Vermeiden von scharfen

Gewürzen, Kaffee und raffiniertem Zucker. Iss abends besser nicht zu spät. Vielleicht tut dir auch eine Suppe gut. Möglicherweise hilft dir das Kauen von Nüssen oder Fenchel- oder Anistee. Wenn das Brennen in der Kehle abends arg ist, ist es hilfreich, mit erhöhtem Oberkörper zu schlafen. Wenn du starke Beschwerden hast, sprich sie bei der Vorsorgeuntersuchung an. Neben Hausmitteln gibt es Medikamente, die die Säurebildung hemmen können.

Ich habe dir hier eine Box gebastelt, die ein paar allgemein gültige Tipps enthält, wie du Schwangerschaftsbeschwerden vorbeugen kannst, oder die dir guttun, wenn die Beschwerden nicht zu vermeiden sind.

Gut. Sein.

- Spaziergänge, Yoga, Sport
- Körperarbeit zur Stärkung der Rückenmuskulatur
- lauwarme Bäder (bei niedrigem Blutdruck mit ätherischem Rosmarinöl)
- Kneipp–Güsse, lauwarme Fußbäder mit Meersalz (zwei Hände voll)
- reichlich trinken (zwei bis drei Liter am Tag)
- gesunde Ernährung (kalzium- und magnesiumreich)
- Beine hochlegen und Venenübungen
- Entspannung

Lassen.

- Alkohol, Rauchen, Drogen
- Kaffee
- langes Sitzen
- sehr starke Gewürze

Unplanbarkeit steht auf dem Plan

Man weiß aus der Stressforschung, dass die Menschen, die wissen, was ihnen guttut und die verstehen, was mit ihnen los ist, und was um sie herum vorgeht, deutlich besser mit Herausforderungen umgehen können als Menschen, bei denen das nicht so ist.

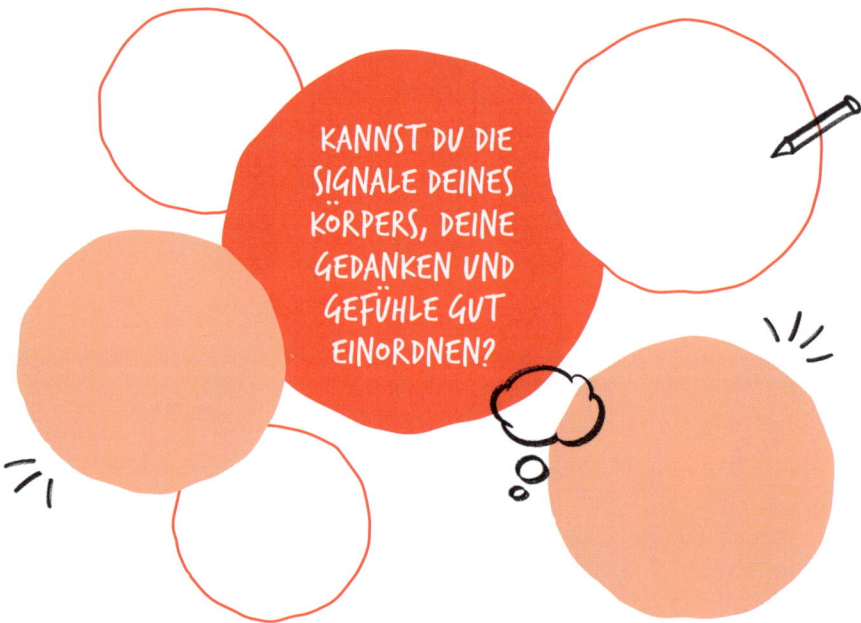

KANNST DU DIE SIGNALE DEINES KÖRPERS, DEINE GEDANKEN UND GEFÜHLE GUT EINORDNEN?

Klarerweise passieren in unserem Leben immer wieder Ereignisse, die wir nicht sofort verstehen, die uns verunsichern oder außerplanmäßig ablaufen. In solchen Situationen macht es einen Unterschied, wie erfolgreich du die Ereignisse handhabst oder ob sie dir sofort den Boden unter den Füßen wegziehen.

Da eine Schwangerschaft naturgemäß viele auch unvorhersehbare Veränderungen mit sich bringt, findest du in dieser Zeit im Vertrauten besonders viel Stabilität. Ein gewohnter Tagesablauf, ein vertrauter Arbeitsplatz oder ein stabiles Zuhause können dir in diesen aufregenden Zeiten guttun. Es kann z.B. gut für dich sein, den Ort, an dem du dein Baby zur Welt bringen möchtest, schon vorab zu kennen. Mache dir möglichst früh Gedanken über den geplanten

Geburtsort. Wenn es nicht dein Zuhause sein wird, sieh ihn dir in der Schwangerschaft schon an. So kannst du dich mit der unbekannten Atmosphäre vertraut machen. Wenn der Gedanke an ein Krankenhaus ein mulmiges Gefühl in dir auslöst, verbinde deinen ersten Besuch nicht mit einer Untersuchung, die dir zusätzlich Stress macht.

Fahre einfach mal so hin und checke aus, wo du am besten parken kannst, ob es eine nette Cafeteria gibt und welche Bäume im Krankenhauspark stehen. Wenn du bei der Erforschung des unbekannten Terrains einen Schritt weiter gehen möchtest, besichtige, falls möglich, die Gebärräume oder nimm an der Schwangerschaftsgymnastik oder anderen Angeboten der Geburtsklinik teil.

Stelle während deiner Schwangerschaft dein Leben nicht komplett auf den Kopf und lasse bestehen, was nicht dringend geändert werden muss. Denn Jobwechsel, Trennungen, Todesfälle, eine Hochzeit, ein Umzug oder die Geburt eines Kindes gehören in der Psychologie zu den großen, lebensverändernden Ereignissen (Major Life Events). Eines nach dem anderen zu erleben – und das sind gerade deine Schwangerschaft und die bevorstehende Geburt – fordern schon zu hundert Prozent.

Bei manchen Dingen denkst du nicht sofort an eine Belastung. Es sind Ereignisse, die man mit positiven Aspekten in Verbindung bringt. Was soll schon an einer Hochzeit oder an einem Umzug in ein neues Zuhause, in dem beispielsweise ein langersehnter Garten oder deutlich mehr Platz zur Verfügung stehen, verkehrt sein? Doch derart große Veränderungen der Lebensumstände fordern enorm und können Betroffene aus der Bahn werfen und ein Nährboden für psychische Erkrankungen sein.

Ein Umzug in der Schwangerschaft ist beispielsweise nachweislich ein Hauptrisikofaktor für eine peripartale Depression rund um die Geburt. Wenn du durch den Umzug dein gesamtes soziales Umfeld aufgeben musst, weil du weit wegziehst, verlierst du mitunter Menschen, die dich in der Schwangerschaft oder in den ersten Monaten mit deinem Baby unterstützen könnten.

▶ *Thema „postpartale Depression" ab Seite 208*

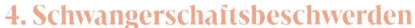
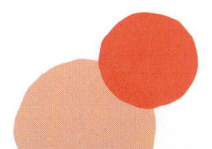

5. Ein Körper für Zwei

Es ist erstaunlich, wie ein winziges Wesen auf wundersame und vehemente Weise riesengroße körperliche Veränderungen einfordert. In einer Schwangerschaft vollziehen sich nicht nur offensichtliche Prozesse wie das Wachsen des Bauches und das Größerwerden der Brüste, sondern auch viele unsichtbare Vorgänge wie die Anpassung deiner Blutwerte, des Venensystems, des Skeletts und der Muskulatur.

Ich versuche jetzt, dir die Veränderungen, die du wahrscheinlich nicht alle wundervoll findest, zu erklären und möchte dir gleichzeitig einen tröstlichen Ausblick auf die Zeit der Rückbildung geben. Denn vieles, was dein Körper jetzt macht, um deinem Baby die bestmögliche Umgebung zu bieten, baut er danach wieder so um, dass es wieder voll und ganz dir entspricht. Gib dem Rückbildungsprozess zumindest ebenso lange Zeit wie auch die Schwangerschaft dauert.

Brust

Viele Schwangere bemerken tatsächlich als Erstes an ihren Brüsten, dass sie schwanger sind. Ein verdächtiges Spannungsgefühl, eine offensichtliche Größenzunahme und manchmal auch eine sonderbare Empfindlichkeit bringen sie dazu, schon einen Schwangerschaftstest zu kaufen, wenn die Menstruation erst wenige Tage ausgeblieben ist. Die weibliche Brust bereitet sich nämlich erstaunlich früh darauf vor, ein Baby ernähren zu können. Im Inneren plustert sich dafür das Drüsengewebe auf. Deine Brust kann dann ein bis zwei Körbchengrößen zulegen. Unabhängig davon, ob du später stillst oder mit dem Fläschchen füttern wirst, wirkt das Brustgewebe nach einer Schwangerschaft daher meist etwas schlaffer als davor. Denn nicht das Stillen, sondern die Schwangerschaftshormone wirken sich auf die Brust aus, die durch ihre Umbauarbeiten ihren ureigenen Zweck erfüllen und als Nahrungsquelle für ein Baby dienen möchten. Keine Sorge, deine Brust wird früher oder später wieder etwas praller, sobald sich das verdrängte Fettgewebe seinen Platz zurückerobert hat.

Schwangerschaftsstreifen

Dehnungsstreifen (Striae gravidarum) können überall dort auftreten, wo deine Haut durch körperliche Veränderungen stark gedehnt wird. Die Einrisse der Haut verblassen mit der Zeit wieder, ganz verschwinden sie aber nicht mehr. In der Schwangerschaft sind typischerweise dein Bauch, die Brust, der Po, die Oberschenkel oder Hüften betroffen. Neben der Dehnung kann auch ein übermäßiger Anstieg des Hormons Cortisol die Entstehung von Schwangerschaftsstreifen begünstigen. Du kannst in gewisser Weise beeinflussen, wie viel Cortisol sich in deinem Organismus befindet. Um dieses Stresshormon, das dich widerstandsfähiger gegen Infekte macht, in wohltuender und nicht in übermäßiger Dosis in deinem Körper zu haben, versuche, einen Lebensrhythmus zu finden, der dir in der Schwangerschaft entspricht. Vielleich brauchst du jetzt ein langsameres Tempo als bisher und längere Pausen, als du es vorher für möglich gehalten hättest. Zur Pflege und besseren Durchblutung deiner Haut kann dir eine aktivierende Zupfmassage mit einem hochwertigen Schwangerschaftsöl guttun. Nimm kleine Hautstellen sanft zwischen Daumen und Zeigefinger, ziehe sie etwas hoch und lasse nach einigen Sekunden wieder los. Auf diese Weise kannst du deinen Bauch, Po, Oberschenkel und die Brust massieren. Den Effekt der besseren Durchblutung verstärken z.B. auch kalt-warme Wechselduschen und Bürstenmassagen.

> Auch wenn wir ‚Bewegungsapparat' sagen, sind wir keine Maschinen. Jeder Mensch reagiert anders auf Belastungen.

Beckengürtel

Die Iliosakralgelenke (Kreuz-Darmbein-Gelenke) sind zwei kleine Verbindungen, die sich links und rechts am unteren Ende deiner Wirbelsäule befinden. Diese kleinen Gelenke halten das Kreuz- und das Darmbein und die Wirbelsäule und das Becken zusammen. Sie haben normalerweise eine sehr straffe Bandverbindung und damit nur wenig Bewegungsspielraum. Durch den steigenden Östrogen- und Relaxineinfluss in der Schwangerschaft werden dein Bindegewebe und der Bandapparat jedoch aufgelockert. Relaxin ist ein schwangerschaftstypisches Hormon. Es wird anfänglich im Gelbkörper und später in der Plazenta produziert und wirkt auf dein Binde- und Knorpelgewebe. Relaxin macht dich flexibler, beweglicher und weicher. All das ist wichtig, damit du dich bei der Geburt öffnen kannst und dein Baby viel Platz bekommt auf seinem Geburtsweg. Zur Geburt ist also ein möglichst lockerer und bewegungsfreudiger Beckenring mehr als erwünscht.

Der aufrechte Gang und das Gebären stehen offensichtlich in gewisser Weise in Konkurrenz zueinander. Denn für das Gehen auf zwei Beinen ist Stabilität in der Körpermitte wichtig, zum Gebären hingegen ein hohes Maß an Flexibilität. Den Kompromiss, den die Bänder, Knochen und Sehnen insbesondere im Beckenbereich während der Schwangerschaft eingehen, bekommen manche mehr, manche weniger zu spüren. Wenn du das Gefühl hast, den Halt zu stark zu verlieren, kann beispielsweise ein Symphysengürtel helfen. Wenn die Hormonlage sich nach der Geburt wieder normalisiert, wird das Becken wieder stabiler. Etwas breitere Hüften, das Sinnbild weiblicher Rundungen, bleiben aber ein Leben lang.

Die minimale Kippbewegungen deiner Iliosakralgelenke sind für die Regulierung der Beckenweite wichtig. Sie haben daher eine besondere Bedeutung im Zusammenhang mit den unterschiedlichsten Gebärpositionen. Typische Anzeichen für ein blockiertes Iliosakralgelenk sind Schmerzen in der Leistengegend, der Hüfte oder im seitlichen Beckenbereich. Die Beschwerden treten oft einseitig auf und werden durch langes Sitzen oder Fehlbelastungen ausgelöst. Das zusätzliche Gewicht eines Schwangerschaftsbauches ist zudem zweifelsfrei eine außergewöhnliche Belastung für den Beckenring und den unteren Rücken.

Aufgrund der engen Nachbarschaft vom Iliosakralgelenk zum Ischiasnerv kann ein ausstrahlender Nervenschmerz dazukommen. Wenn das nervt, können Akupunkturen und sanfte gymnastische Übungen dir helfen. Wenn das nicht ausreicht, kannst du dich zur Behandlung an Physiotherapeut:innen, Craniosakraltherapeut:innen oder Chiropraktiker:innen wenden.

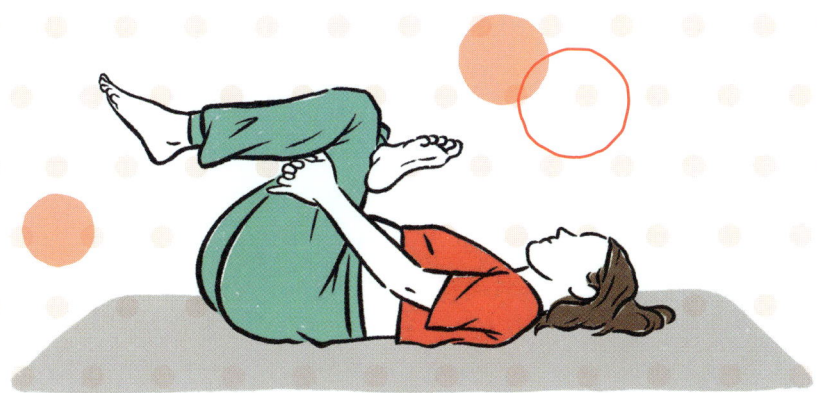

Wenn der Ischias nervt

Lege dich auf deinen Rücken und stelle deine Beine vor dem Gesäß auf. Wenn dich der Ischias auf der rechten Seite nervt, lege den rechten Knöchel auf das linke Knie. Andernfalls machst du es umgekehrt. Der Winkel, den dein Kniegelenk jetzt einnimmt, muss sich für dich gut und schmerzfrei anfühlen. Dann umschlinge den linken Oberschenkel und ziehe ihn sanft in Richtung deiner Brust.

Bauch und Rücken

Teile deiner Bauchmuskulatur haben ihren Ausgangspunkt am unteren Rücken und ziehen von dort nach vorne. Die Bauch- und Rückenmuskulatur arbeiten zusammen, um deinen Körper stabil zu halten. Das ist auch der Grund, warum viele lange nicht spüren, dass eine der beiden wichtigen Strukturen eigentlich zu schwach ist. Wenn deine geraden Bauchmuskeln nach und nach zur Seite weichen, um Platz für dein Baby zu schaffen, kann dir das schmerzlich bewusstwerden. Viele Schwangere werden nun mehr und mehr ins Hohlkreuz gezogen oder spüren einen starken Zug im unteren Rücken, da er mit einer massiven Anspannung auf die Belastung reagiert.

Damit kein Spalt zwischen deinen Bauchmuskeln bleibt (Rektusdiastase), ist es wichtig, dass du am Ende der Schwangerschaft und in den ersten Wochen nach der Geburt deine gerade Bauchmuskulatur schonst und dich aus liegenden Positionen über die Seite aufsetzt und über die Seite zum Liegen kommst. Die schräge Muskulatur darfst du auch während der Schwangerschaft und nach der Geburt aktivieren und mit sanften Übungen kräftigen. Die seitlich verschobene Bauchmuskulatur geht nach der Geburt meist problemlos wieder in ihre Ausgangsposition zurück. Forciertes Bauchmuskeltraining für diese Partie wird erst sechs Monate nach der Geburt wieder empfohlen.

Bei Rückenschmerzen tun dir gezielte Übungen gut, die dich stärken und das Becken auf die Geburt vorbereiten, indem sie es beweglich halten. Die folgende Übung aus der Feldenkrais-Methode ist zudem eine wunderbare Übung, um deine Beckenbeweglichkeit zu unterstützen.

Beckenuhr

Lege dich über deine Seite auf den Rücken und stelle deine Beine vor deinem Gesäß auf. Ziehe dein Kinn sanft zu deiner Brust. Schließe deine Augen, um deine Umgebung besser auszublenden und in dein Körpergefühl einzutauchen. Stelle dir vor, dass du auf dem Ziffernblatt einer Uhr liegst. Oberhalb deines Bauchnabels ist es zwölf Uhr, unterhalb ist es sechs Uhr. Rolle dein Becken nun langsam Richtung zwölf Uhr. Dabei verkürzt sich dein Bauch, der Nabel sinkt in den Bauch und dein Rücken drückt gegen die Unterlage. Wenn du dein Becken Richtung sechs Uhr kippst, kommt wieder eine Handbreit Luft zwischen Unterlage und deinem unteren Rücken. Damit tatsächlich nur das Becken kippt und nicht der ganze Rumpf mitarbeitet, brauchst du einen Fixpunkt im Körper, der sich nicht verändert. In diesem Fall ist das der Bereich zwischen deinem Brustbein und deinem Nabel. Dieser Abstand sollte immer gleich lang bleiben.

Der Bereich zwischen Nabel und deiner Symphyse oder deinem Venushügel hingegen verkürzt sich, wenn du dein Becken Richtung zwölf Uhr bewegst, und er wird länger, wenn du Richtung sechs Uhr kippst. Führe diese Bewegung auf zwei Arten durch: erstmal als weiterlaufende Bewegung bis zum Kopf und bis zu den Füßen und danach als isolierte Bewegung mit Widerlager über die Beine und über den Brustkorb. Versuche, den Unterschied zu erspüren und zu benennen.

Das Prinzip, das hier dahintersteht, nennt sich „Punktum fixum – Punktum mobile". Damit ist gemeint, dass manche Bewegungsabläufe nur präzise möglich sind, wenn ein Körperteil sich stabilisieren kann, während sich zeitgleich ein freier Teil des Körpers bewegt. Diese Erkenntnis ist auch wichtig in Bezug auf Gebärpositionen. Du kannst dein Becken nämlich besser schwingen, wenn du deinen Oberkörper dabei beispielsweise auf einem Gymnastikball oder einer Tischplatte ablegst. Dieses Prinzip ist für dein Baby während seines Geburtsweges superwichtig. Denn wenn du dein Becken so bewegen kannst, kannst du deine Beckenformen deinem Baby als Passform für sein Köpfchen anbieten. Ihr ruckelt euch förmlich aufeinander ein und dein Baby findet wunderbar den Weg nach draußen.

Becken schwingen

Probiere das gleich mal aus. Halte dich an etwas fest und kreise dein Becken. Merkst du, wie punktgenau sich deine Bewegung im Becken abspielt? Lasse zum Vergleich nun deinen Fixpunkt los, stelle dich frei in den Raum und kreise erneut. Jetzt tanzt nicht mehr allein dein Becken, sondern dein Oberkörper wird stärker in kreisende Bewegungen kommen und die Beckenbewegung damit nahezu neutralisieren.

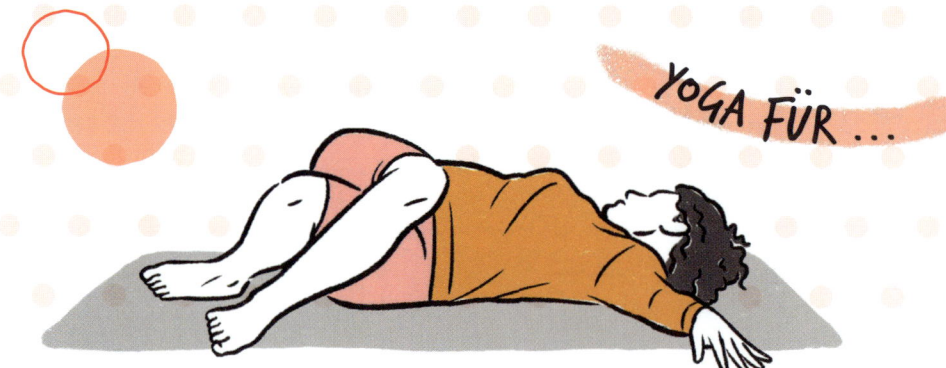

Aktiviere deine seitliche Bauchmuskulatur

Lege dich in die Rückenlage und schlage deine Beine übereinander. Lasse deine Beine nun von der Mitte zu einer Seite sinken. Wenn du dein rechtes über das linke Bein geschlagen hast, lasse deine Beine auf die linke Seite sinken. Dein gegenüberliegender Beckenkamm (in diesem Fall der rechte) hebt in diesem Moment von der Unterlage ab. Das Ziel der Übung ist es, das Becken wieder Richtung Boden zurückzubringen, ohne die Beine zu sehr zu mitzubewegen.

Mache die Übung auf beiden Seiten. Auf diese Weise stärkst du deine seitliche Rumpfmuskulatur, genau genommen deinen Musculus transversus abdominis. Einige seiner Faserbündel laufen zum Bandapparat deiner Gebärmutter. Wenn du diesen Muskel beiderseits aktivierst, wirkt er bei der sogenannten Bauchpresse mit. Sie hilft dir in der letzten Phase der Geburt, dein Baby aus dem Geburtskanal zu schieben.

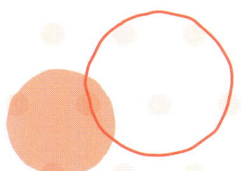

... RUMPF UND RÜCKEN

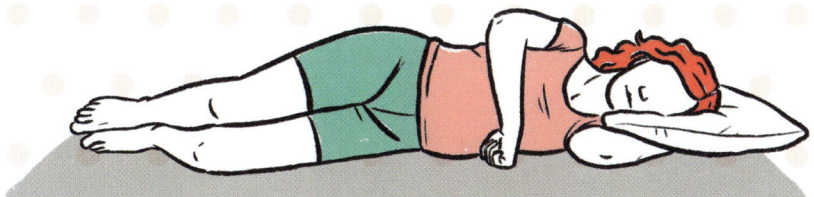

Aktiviere deine schräge Bauchmuskulatur

Komme in Seitenlage und drücke bei der Ausatmung mit der Faust deines obenliegenden Arms in Nabelhöhe fest in die Unterlage. Du kannst für den gleichen Effekt auch in den Vierfüßlerstand kommen und abwechselnd diagonal Hand und Knie leicht gegen die Unterlage drücken. Auf diese Weise aktivierst du sanft deine schrä-ge Bauchmuskulatur. Ziehe den Nabel während der Ausatmung sanft zu dir und deinen Venushügel oder den Bereich deiner Symphyse (Symphysis pubica) Richtung Nabel hoch. Mit dieser kaum sichtbaren Bewegung aktivierst du deine Grundspannung. Auf sie komme ich in vielen Übungen immer wieder zurück.

ERHÖHE DEINEN KOMFORT MIT EINER GEFALTETEN DECKE: IN SEITENLAGE KANNST DU SIE ZWISCHEN DEINE KNIE LEGEN. UM DEINE KNIE WEICHER ABZULEGEN, KNIE DICH IM VIERFÜSSLERSTAND AUF EINE DECKE.

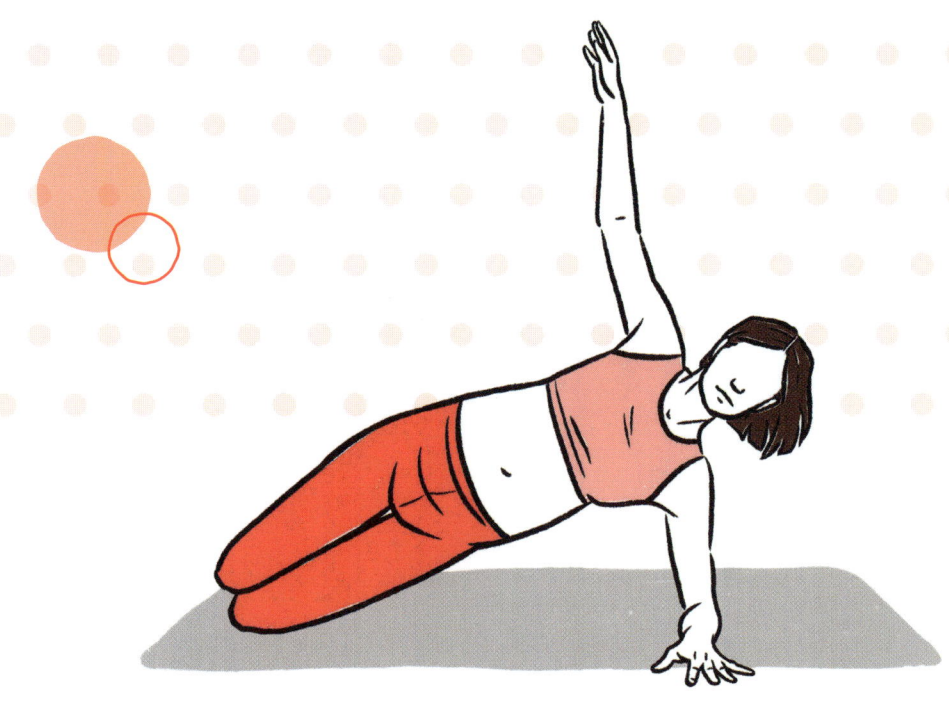

Noch mehr Körperspannung: der Seitstütz

In der Seitenlage kannst du dich nun weiter steigern. Stütze dich auf deinem Unterarm ab und winkle deine Beine an. Platziere den Ellbogen unter deiner Schulter. Ziehe den Nabel während der Ausatmung sanft zu dir und deinen Venushügel oder den Bereich deiner Symphyse (Symphysis pubica) Richtung Nabel hoch, um deine Grundspannung zu aktivieren. Hebe dabei dein Becken von der Unterlage ab. Wenn du noch eins draufsetzen möchtest, hebe nicht nur dein Becken, sondern auch dein oberes Bein. Pass auf, dass dein Rücken dabei gerade bleibt und nicht ins Hohlkreuz kippt, und vergiss nicht, die Seiten zu wechseln.

SCHWANGERSCHAFT

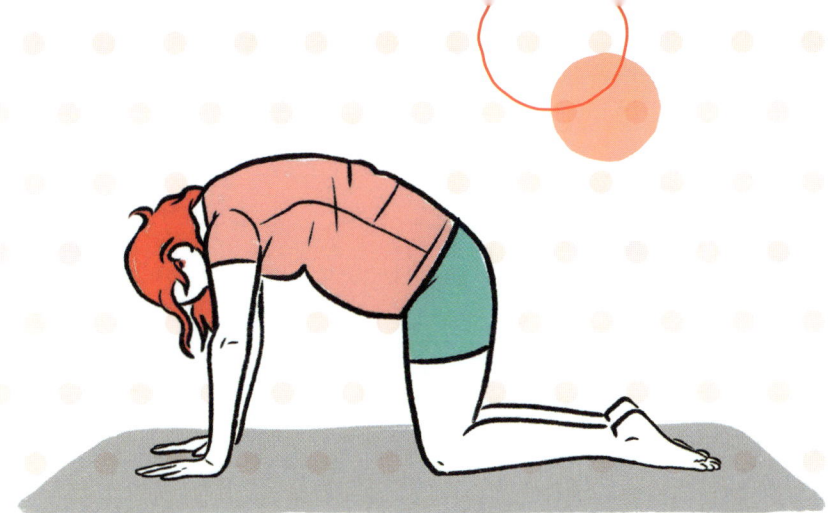

Katze-Kuh

Dies Bewegungsabfolge löst Verspannungen und Blockaden im Schulterbereich und entlang der Wirbelsäule sanft, aber bestimmt. Wenn du Probleme mit den Knien hast oder dein Bauch schon sehr groß und schwer ist, kannst du die Asana auch im Stehen oder Sitzen machen. Sonst komme in den Vierfüßlerstand und platziere deine Hände direkt unter deinen Schultern. Aktiviere deine Grundspannung, lasse deinen Scheitelpunkt nach vorne strahlen und dein Steißbein nach hinten und nimm den natürlichen Schwung deiner Wirbelsäule wahr. Ziehe den Nabel während der Ausatmung sanft zu dir und rolle dich Wirbel für Wirbel ein. Beim Einatmen rolle dich wieder aus, bis dein Rücken wieder ausgestreckt und gerade ist. Wiederhole das so lange im Rhythmus deiner Atmung, bis du das Gefühl hast, dass dein Rücken entspannt, locker und aufgewärmt ist.

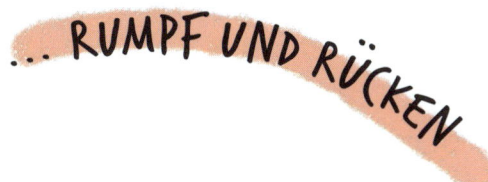

... RUMPF UND RÜCKEN

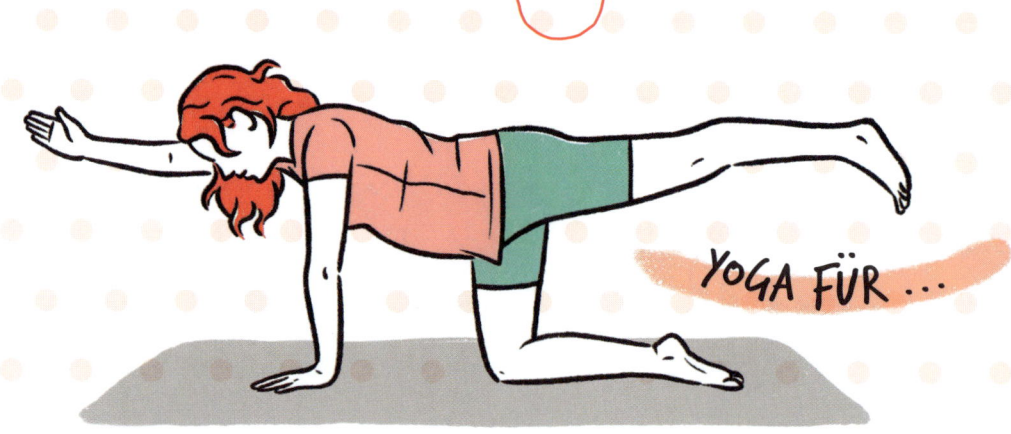

Gestreckte Katze-Kuh

Bist du bereit für das nächste Level? Jetzt ist dein Gefühl für Balance gefragt. Baue wieder deine Grundspannung rund um den Nabel auf. Strecke beim Einatmen deinen rechten Arm nach vorne und mit der nächsten Einatmung dein linkes Bein nach hinten. Dein Arm zieht nach vorne, dein Bein diagonal entgegengesetzt nach hinten. Beim Ausatmen führe den Ellbogen und das Knie unter deinem Körper zusammen. Das kannst du ein paar Mal wiederholen. Bevor du die Seite wechselst, setze dich einen Moment auf deine Fersen ab und schüttle deine Handgelenke aus. Auf diese Weise dehnst du auch die Vorderseite deiner Oberschenkel. Wenn du dabei allerdings Schmerzen in deinen Knien verspürst, lasse diese Position lieber aus.

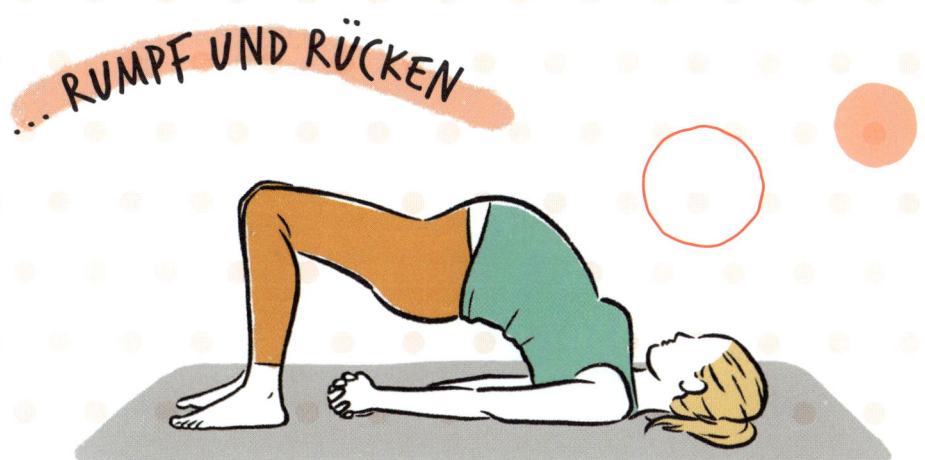

Die Schulterbrücke

Lege dich auf den Rücken und stelle deine Beine vor deinem Becken auf. Mit deinen Fingerspitzen erreichst du gerade noch die Fersen und zwischen deinen Knien hätte deine Faust Platz. Deine Arme liegen entspannt auf der Matte neben deinem Körper. Spüre deinen Atem, schicke ihn zu deinem Baby in deinen Bauch und genieße einfach mal, nur da zu sein. Mehr ist gerade nicht zu tun. Drücke deine Fersen fest in die Matte. Sie geben dir Halt und Stabilität. Aktiviere deine Grundspannung und hebe mit dem Einatmen Wirbel für Wirbel dein Becken hoch. Verschränke deine Finger unter deinem Gesäß oder stelle deine abgewinkelten Arme auf den Ellbögen ab und drücke dich mit ihrer Hilfe hoch. Halte bei der Atempause kurz die Bewegung an. Mit der Ausatmung legst du dich langsam wieder ab. Auf der Matte angekommen, genieße die kurze Atempause. Dann geht's in die nächste Runde.

6. Bewegungsfreude

Bewegung ist ein wahres Wundermittel, auch in der Schwangerschaft. Vermutlich hört sich das für dich erstmal paradox an, weil du im Moment vielleicht am liebsten nur auf dem Sofa liegen und schlafen möchtest.

Mach dir keinen Stress, wenn du nicht ständig Luftsprünge machst, sondern müde auf dem Sofa liegst. Wenn es dir gelingt, allmählich eine halbe Stunde Bewegung in deinen Alltag einzubauen, ist das toll.

Wenn du eine komplikationslose Schwangerschaft erlebst, kannst du alle Sportarten, mit denen du vertraut bist, weitermachen. Es gibt nur sehr wenige Ausnahmen, die du sein lassen oder in der Schwangerschaft stark anpassen solltest. Am Anfang deiner Schwangerschaft versteckt sich dein Baby noch unterhalb deiner Symphyse und ist somit vor direkten Verletzungen gut geschützt. Im zweiten und dritten Schwangerschaftsdrittel hingegen sind Kontaktsportarten, Kampfsportarten sowie Sportarten mit einem erhöhten Sturz- und Verletzungsrisiko nicht mehr empfohlen. Flaschentauchen geht in der Schwangerschaft gar nicht. Es kann deinem Baby leider wirklich schaden. Wenn du Taucherin bist, weißt du das bestimmt schon.

Absolute Bewegungsmuffel, die es nicht gewohnt sind, regelmäßig Sport zu betreiben, sollten in einem ersten Schritt erstmal ihre Alltagsbewegung erhöhen. Steige beispielsweise früher aus dem Bus, der Straßenbahn oder der U-Bahn aus und gehe das letzte Stück des Weges zu Fuß. Nimm die Treppen statt des Lifts oder tanze zu deinem Lieblingssong. Das Mobiltelefon heißt nicht umsonst so: Du kannst dich während eines Telefonats mit deinem Handy immer in Bewegung setzen. Bei überwiegend sitzenden Tätigkeiten im Arbeitsalltag ist das eine gute Gelegenheit, sie immer mal wieder zu unterbrechen. Idealerweise solltest du alle 30 Minuten zumindest für ein bis zwei Minuten aufstehen.

Die Weltgesundheitsorganisation empfiehlt mindestens 150 Minuten sportliche Aktivität pro Woche in einer moderaten Intensität sowie muskelkräftigende Aktivitäten und sanfte Dehnungsübungen. Das gilt für deine Schwangerschaft und die Zeit nach der Geburt, sofern es keine Gründe gibt, die dagegensprechen. Wenn in deinen Alltag oder zu deinem aktuellen Fitnesslevel kleine Bewegungseinheiten von etwa einer halben Stunde besser passen als längere Workouts: „Go for it!". Beginne klein, beispielsweise mit 15 Minuten drei Mal in der Woche, und steigere dich auf 30 Minuten vier Mal in der Woche. So tastest du dich langsam, aber sicher an die empfohlenen Richtwerte heran. Die Verteilung der Bewegungseinheiten auf mehrere Tage pro Woche hat den Vorteil, das Verletzungsrisiko durch Überlastung zu reduzieren und die sportliche Aktivität zu einem Teil deines Alltags werden zu lassen. Vielleicht sind auch Gruppenangebote das Richtige für dich? Bewegungskurse können die Motivation steigern und kompetente Anleitung gibt zudem Sicherheit in der Ausführung.

Da dein Band- und Sehnenapparat in der Schwangerschaft aufgelockert wird, sind Sportschuhe mit einer guten Stützfunktion und Dämpfung zur Schonung deiner Gelenke sinnvoll. Idealerweise ziehst du auch funktionelle Sportbekleidung an, denn das sorgt für ein angenehmes Körperklima. Ein festes Sportbustier gibt deiner Brust zudem festen Halt.

In einer komplikationslosen Schwangerschaft kann ein mäßiges oder moderates Training auch in höheren Lagen stattfinden. 2000 bis maximal 2500 Meter Seehöhe sind das empfohlene Limit, damit für dich und dein Baby ausreichend Sauerstoffgehalt in der Luft verfügbar ist. An einer absoluten Empfehlung scheiden sich ein wenig die Geister. Es kommt nämlich bei der zusätzlichen Belastung, die durch die Höhe gegeben ist, letztlich darauf an, was du gewohnt und wie gut du trainiert bist. Wenn du nie in der Höhe unterwegs oder eher untrainiert bist, kann vermutlich schon eine kurze intensive Belastung (z.B. zur Seilbahn hetzen) zu einem verminderten Sauerstoffgehalt im Blut führen. Einfach in der Sonne sitzen und die Bergluft einatmen – das kannst du aber auf jeden Fall in Ruhe bis zu einer Seehöhe von 2500 Metern machen.

Wähle bei deinen sportlichen Aktivitäten – ob in der Höhe oder im Tal – immer ein Tempo und eine Kraftanstrengung, bei der du nicht außer Atem kommst und noch genug Luft hast, um zu sprechen (= „Talk Test"). So kannst du einzuschätzen, ob du dich in einem sauerstoffgesättigten Bereich (aerober Bereich) bewegst oder die aerobe Energiegewinnung nicht mehr ausreicht. Da dein Baby in deinen Kreislauf eingebunden ist – es wird über die Nabelschnur mit Sauerstoff versorgt – kann deine Überanstrengung auch zu einer verminderten Sauerstoffversorgung deines Babys führen. Denk an den „Talk Test" und nimm Tempo raus, wenn dir die Luft ausgeht. Vergiss auch nie, ausreichend zu trinken.

Wenn es dir gelingt, in der Schwangerschaft fit zu bleiben oder sogar fitter zu werden, wirst du das bei der Geburt feiern. Sie ist nämlich eine körperliche Höchstleistung. Hebammen bemühen daher gerne das Bild einer Bergbesteigung.

Gipfelerlebnis

Die Idee, auf den höchsten Berg meiner Heimat, den knapp 4000 Höhenmeter hohen Großglockner (3798 m, um genau zu sein) zu steigen, kam mir, als ich nach sportlichen Herausforderungen suchte. Hochmotiviert machte ich mich, wenige Tage nachdem ich die Idee geboren hatte, auf den Weg. Mein Plan war: Gipfelsturm und Abstieg zurück ins Tal an einem Tag. Ein ambitioniertes Ziel!

Gemeinsam mit einem Bergführer, der sich in dem Gebiet auskannte wie in seiner Westentasche, und dem ich vollkommen vertraute, startete ich früh morgens Richtung Gipfel, nachdem ich vor lauter Aufregung kaum geschlafen hatte. **Kompetenz und Vertrauen** – das sind zwei wesentliche Aspekte, die du deiner Hebamme auch attestieren solltest.

Nach ein paar Stunden war es dann da: **dieses Gefühl, am Limit zu sein**, auf meine körperlichen und mentalen Reserven zugreifen zu müssen und alles, was irgendwie Energie rauben könnte, einstellen zu wollen. Stumm setzte ich einen Fuß vor den anderen, ließ alle Gedanken los (das Gehirn gehört zu den Organen, die die meiste Energie verbrauchen) und zählte, einer Meditation gleich, nur noch meine Atemzüge, die ich mit meinen Schritten in Einklang gebracht hatte. Entgegenkommenden Bergsteiger:innen würdigte ich keines Blickes mehr. Es wäre zu anstrengend gewesen, den Kopf zu heben. Fokussiert bleiben und Kraft sparen war meine Strategie. Ganz ähnlich verhalten sich Gebärende tatsächlich, wenn sie, in die Wehenarbeit versunken, das Gefühl für Raum und Zeit verlieren und ihre Kräfte ausschließlich für das Wesentliche bündeln.

Mein Bergführer, für mich in dem Moment "die Hebamme der Alpen", steckte mir immer im richtigen Moment einen Powerdrops in den Mund. Das gab mir Energie, um mit klarem Blick konzentriert an Gletscherspalten vorbei und über einen schmalen Grat auf den Gipfel zu steigen. **Als ich es geschafft hatte, war ich total high**. Und ja: Der Vergleich mit einer Geburt passt wunderbar.

7. Ernährung

Beim Thema Ernährung wird oft um den heißen Brei geredet. Das Thema „Intoleranzen" ist gefühlsmäßig in aller Munde. Statt über Lebensmittel und Nährstoffe zu sprechen, drehen sich Beratungen, Empfehlungen und Diskussionen rasch um Unverträglichkeiten, ungünstige Gewichtsentwicklungen und alternative Ernährungsformen. Viele Schwangere haben das satt und erzählen mir, dass sie gar nicht mehr wissen, was sie nun essen sollen, welche absoluten Essverbote es gibt, und ob sie Gelüsten nachgeben dürfen.

In den Worten „Ernährung" und „Lebensmittel" stecken vielsagend die Worte „nähren" und „leben". Das verrät dir schon, dass Essen nicht allein dem Sattwerden dient. Jede Körperzelle braucht Nährstoffe, um körperliche Prozesse zu unterstützen. So benötigen wir beispielsweise Kalzium für unsere Knochen, das Gehirn freut sich über Zucker, um Denkleistungen vollbringen zu können, das Blut verlangt nach Eisen und unser Nervensystem liebt Vitamin B. Solche Listen können lange fortgeführt werden. Aus einem kleinen Zellhäufchen würde sich daher ohne Nährstoffe kein Mensch entwickeln. Denn nur wenn die befruchtete Eizelle genährt wird, kann daraus auch ein vitales Kind entstehen, das ein Gehirn und Organe entwickelt, Knochen, Nägel und Zähne ausbildet und all seine Sinne schärft.

Kurioserweise sind viele Menschen im Umgang mit ihrem Auto achtsamer und bewusster als bei der täglichen Nahrungsaufnahme. Schließlich weiß jeder: „Wer Benzin braucht, darf nicht Diesel tanken. Sonst bleibt man über kurz oder lang auf der Strecke." Beim Essen sind wir oft weniger sorgsam. Wenn es die Regel ist, sich einseitig und mangelhaft oder mit Fast Food den Bauch vollzuschlagen, um schnell satt zu sein, darfst du dich nicht wundern, wenn du schlapp, wortkarg, lustlos, unkonzentriert oder traurig wirst. Wenn das aber die Ausnahme ist, ist alles ok.

Ernährung ist alles andere als Wurst

Gesunde Lebensmittel erkennst du daran, dass sie Vitamine, Mineralstoffe, Spurenelemente, Fette, Eiweiße, Ballaststoffe und Kohlenhydrate liefern. Aber wie weiß man, welche Lebensmittel welche Nährstoffe liefern, wenn es nicht draufsteht? Dass außen nichts draufsteht, ist schon der erste Hinweis dafür, dass viel drinnen steckt. Greife ruhig immer wieder zu unverarbeiteten Lebensmitteln! Im Apfel aus der Obstkiste verstecken sich keine Zusatzstoffe wie beispielsweise in einem Obstmus. Du kannst zwar auf der Verpackung detailliert nachlesen, welche Nährwerte das Mus hat. Ganz pur wird es aber nicht sein. Meist kommen Konservierungsstoffe, Säuren und reichlich Zucker dazu. Das sind alles Zutaten, die wenig bringen, außer unnötige Kalorien.

Für Obst und Gemüse gilt in Bezug auf die Portionsgröße die wortwörtliche „Faustregel". Eine Portion entspricht einem faustgroßen Stück oder einer Handvoll. Gemüse sollte Obst vorgezogen werden, etwa im Verhältnis 3:2. Denn Gemüse ist in der Regel kalorienärmer als Obst. Der Zuckeranteil vieler Früchte wird tatsächlich oft unterschätzt. Im guten Glauben, in Form von Obst reichlich Vitamine mit dem Baby zu teilen, treiben Schwangere mit ihm ihren Insulinspiegel in die Höhe.

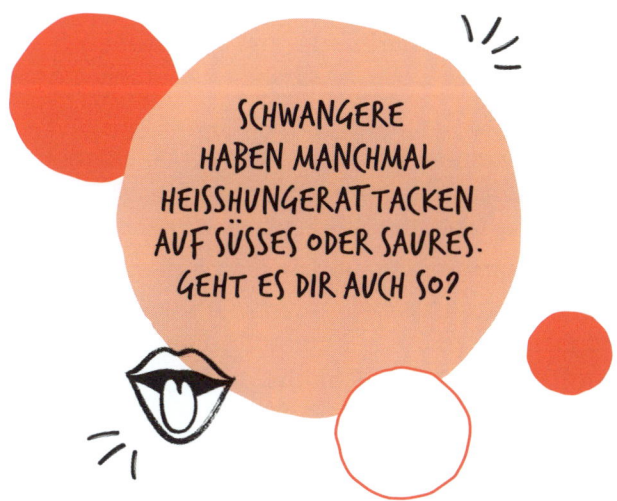

Wer sein Essen selbst zubereitet, weiß am besten, welche Zutaten im Essen sind. Je gesünder die Lebensmittel sind, die ausgewählt wurden, umso größer darf die Portion ausfallen. Wenn du recht heikel beim Essen bist, dir also viele Sachen nicht schmecken, solltest du dich nicht mit dem Anspruch auf Vielfalt stressen. Wenn ein Lieferant für Vitamin C bei deinem Essen dabei ist, wie Kartoffeln oder Zitrusfrüchte, ist das schon gut. Fordere dich nicht unnötig heraus und beginne, Sauerkraut zu essen, obwohl es dir nicht schmeckt. Vielleicht findest du es aber spannend zu hören, dass du den Geschmack deines Babys prägst. Je facettenreicher du isst, umso ausgereifter wird der Geschmackssinn deines Babys.

Eine **ausgewogene Mischkost** mit einem geringen Anteil von Fleisch und Fleischerzeugnissen, mäßig Fisch, reichlich Gemüse und Obst wird derzeit von Ernährungsgesellschaften empfohlen. Sie stellt ohne Einschränkungen eine bedarfsgerechte Kost dar und eignet sich bestens als gesundheitsfördernde Dauerernährung. **Vegetarische Kost** gilt für gesunde Menschen ebenso als geeignet, wenn für Fisch und Fleisch die entsprechenden Alternativen gewählt werden.

Nahrungsergänzungsmittel

Ganz genau genommen stimmt das Wording hier nicht. Denn natürlich kannst du die folgenden Nährstoffe auch auf natürliche Weise zu dir nehmen. Doch den Bedarf zu decken, ist schwer.

Folsäure

Dieses geniale Vitamin sollte dir auf keinen Fall fehlen. Folat gehört zur Familie der B-Vitamine. Die synthetische (industriell hergestellte) Form des Vitamins wird Folsäure genannt. Folsäure wird zur Anreicherung von Lebensmitteln und in Vitaminpräparaten verwendet. Im Rahmen einer Schwangerschaft leistet dieses essenzielle Vitamin einen wichtigen Beitrag **zur Vermeidung von Neuralrohrdefekten**. Das sind Fehlbildungen des Gehirns und Rückenmarks beim ungeborenen Kind, die durch ausreichend Folsäure vermieden werden können. Neuralrohrdefekte entstehen schon in den ersten vier

Wochen der Schwangerschaft. Aus diesem Grund wird bereits bei einem Kinderwunsch zusätzlich zu einer folatreichen Ernährung die Einnahme von 400 µg Folsäure pro Tag in Form eines Folsäurepräparats empfohlen. Wenn du überraschend schwanger geworden bist, ist es wunderbar, dass du ab dem Zeitpunkt Folsäure eingenommen hast, ab dem du von deiner Schwangerschaft wusstest.

Das wasserlösliche Vitamin steckt in Spinat, Grünkohl, Sojasprossen, Weizenkeimen, Hülsenfrüchten, Milch oder Eiern, wird aber erstaunlicherweise in seiner natürlichen Form schlechter aufgenommen als in der synthetischen Variante. Zusätzlich zu einer folatreichen Ernährung solltest du die Einnahme von 400 µg Folsäurepräparat während des ersten Drittels der Schwangerschaft beibehalten.

Jod

Jod ist ein essenzielles Spurenelement, das dem Ausbau der Schilddrüsenhormone dient. Diese Hormone sind an der Regulation wichtiger Stoffwechselvorgänge beteiligt und auch für das Wachstum und die gesunde Entwicklung von inneren Organen, Nervensystem, Kreislauforganen und der Muskulatur deines Babys – auch schon vor der Geburt – notwendig. Gute Jodquellen sind Meeresfisch, Milch und Milchprodukte. Unsere Lebensmittel enthalten nur geringe Mengen Jod. Daher wird empfohlen, Speisen immer mit jodiertem Speisesalz zu würzen. Die tägliche Zufuhr sollte bei 230 µg Jod liegen. Deshalb wird dir in der Schwangerschaft empfohlen, zusätzlich 100 µg Jodid pro Tag in Form von Nahrungsergänzungsmitteln einzunehmen.

Eisen

Eisen wird während der Schwangerschaft in großen Mengen für dein Baby, deine Plazenta und das vermehrte mütterliche Blutvolumen benötigt. Im Verlauf der Schwangerschaft verdoppelt sich daher die wünschenswerte Zufuhr an Eisen. Anders als bei der Folsäure kann der Mehrbedarf durch eine gezielte Auswahl und Zusammenstellung eisenreicher Lebensmittel gedeckt werden. Eisen aus pflanzlicher Herkunft wird jedoch schlechter vom Körper aufgenommen als

Eisen aus tierischen Lebensmitteln. Begünstigend auf die Eisenaufnahme pflanzlicher Quellen wirkt die Kombination mit Vitamin-C-reichen Lebensmitteln. Vitamin C steckt beispielsweise in Brokkoli, Kiwi, Beeren, Orangensaft und natürlich in dem Zitronenwasser deines Morgenrituals. Kaffee und schwarzer Tee hemmen hingegen die Eisenaufnahme. Eine obligate Einnahme von zusätzlichen Eisenpräparaten in der Schwangerschaft wird nicht empfohlen und sollte immer nur aufgrund deines aktuellen Blutbefundes entschieden werden. Der ideale Einnahmezeitpunkt eines Eisenpräparats ist, wenn du nüchtern bist, ungefähr eine Stunde vor dem Frühstück. So kann dein Körper am meisten von dem Eisen aufnehmen.

siehe „Morgen-ritual" in der vorderen Buchklappe

Vitamin D

Dein Körper optimiert jetzt deinen Vitamin-D-Stoffwechsel. Ab der 12. Schwangerschaftswoche steigt der Spiegel an Calcitriol (1,25-Dydroxycholecalciferol Vitamin-D-Hormon, die aktive Form von Vitamin D) um das Dreifache an und doppelt so viele Vitamin-D-Transportmoleküle werden gebildet. Dein Baby bekommt von dir Vitamin D über die Nabelschnur. Das ist wichtig, denn Vitamin D spielt bei der Entwicklung des kindlichen Gehirns, des Immunsystems, der Organe, des Skeletts, des Stoffwechsels und bei der Zusammensetzung aller Gewebe eine große Rolle. Wie gut du mit Vitamin D versorgt bist, zeigt dir eine Blutuntersuchung, bei der die Konzentration des Vitamin-D-Metaboliten Calcidiol (25-Hydroxycholecalciferol) in deinem Blutserum oder -plasma gemessen wird. Wenn deine Werte niedrig sind, wird dir deine behandelnde Ärztin oder dein Arzt die empfohlenen 20 µg Vitamin D pro Tag in Form von Nahrungsergänzungsmitteln verordnen.

Besser nicht!

Obwohl ich keine Freundin von Verboten bin, rate ich dir, ein paar Lebensmittel vorsorglich von deinem Einkaufszettel zu streichen oder sie auf jeden Fall, wenn du gar nicht auf sie verzichten kannst, gut zu waschen oder zu garen. Sie könnten, wenn sie von bestimmten Erregern (Listerien, Salmonellen, Toxoplasmose) besiedelt sind, dir und deinem Baby schaden. So gilt leider: kein rohes und nicht durchgegartes Fleisch, keine rohen und nicht durchgegarten Wurstwaren, keine rohen und geräucherten Fische und Meeresfrüchte, keine Innereien, keine rohen Eier, kein Rohmilchkäse, kein Weichkäse, kein Edelschimmelkäse, keine abgepackten Salate und kein ungewaschenes Gemüse und Obst.

Coffein

Ich hoffe, du liebst Kaffee nicht so sehr wie ich, denn in der Schwangerschaft steht Coffein auf der Blacklist. Es gelangt über die Plazenta zu deinem Baby und zirkuliert in der Schwangerschaft länger im Blut als gewöhnlich. Dort stört es deine Eisenaufnahme und kann deinen Blutdruck erhöhen. Um das Gedeihen deines Babys nicht zu stören, solltest du also lieber auf Kaffee verzichten oder die Coffein-Menge auf 200 mg/Tag begrenzen. Das entspricht zwei Tassen Kaffee. Bedenke bei deiner Tagesration, dass in schwarzem Tee (220 ml = 50 mg Koffein), manchen Limonaden und Energiedrinks ebenfalls Coffein enthalten ist. Wenn du an Sodbrennen leidest, lasse Kaffee auf jeden Fall ganz weg.

Alkohol und Drogen

Auf den Konsum von Alkohol, Nikotin und Drogen solltest du in der Schwangerschaft ebenfalls und mehr denn je verzichten. Denn diese Substanzen haben nachweislich schädliche und teilweise ungeklärte negative Auswirkungen auf die Entwicklung deines Babys. In den ersten vierzehn Tagen der Schwangerschaft, also in einer Zeit, zu der die Schwangerschaft oft noch unbemerkt ist, werden geschädigte Zellen erstaunlich oft durch funktionsfähige ersetzt. Wenn es dir schwerfällt, dein unstillbares Verlangen aufzugeben – und das liegt in der Natur der Sache – lasse dir professionell helfen. Es gibt großartige Therapeut:innen, die viel Erfahrung auf diesem Gebiet haben und dich begleiten können. Ich bin immer wieder fasziniert davon, wie außerordentlich eine Schwangerschaft Betroffene motiviert, einen gesunden Lebensweg einzuschlagen und sie schwanger vieles loslassen können, was ihnen schon lange selbst nicht guttut. Respekt!

8. Gewichtsentwicklung in der Schwangerschaft

So offen wie in der Schwangerschaft wirst du wohl selten auf deine Rundungen angesprochen. Oft wird jetzt auch XL-Kleidung mit neuem Selbstbewusstsein getragen. Doch nicht bei jeder Schwangeren wächst das Selbstwertgefühl mit dem Größerwerden des Bauchumfangs. Wenn du Zeit brauchst, um dich an dein neues Körpergefühl und die körperlichen Veränderungen zu gewöhnen, ist das genauso gut. Lasse dich von geschönten Profilen in den sozialen Medien, die superschlanke Schwangere mit winzigen Babybäuchlein zeigen, nicht irritieren. Sie gaukeln ein Idealbild vor, das mit dem echten Leben wenig zu tun hat. Es gehört zur Schwangerschaft dazu, rundlicher zu werden, eine größere Brust zu bekommen und öfter hungrig zu sein. Das ist aber kein Freibrief für „Essen für Zwei", was du bestimmt schon weißt. „Doppelt gesund essen", anstatt „doppelt so viel" – das könnte ein guter Merksatz sein.

Wenn das Thema „Gewicht" dir in welcher Form auch immer sprichwörtlich im Magen liegt, kann dir ein Ernährungstagebuch helfen. Schreib ein paar Tage lang auf, wann und was du isst, auch die Kleinigkeiten, die du zwischendurch einnimmst. Denn oft sind es die „kleinen Sünden", die ganz schön ins Gewicht fallen. Wenn du schwer von liebgewonnen Gewohnheiten wegkommst, achte darauf, in welchen Situationen du zu Essen greifst. Es wird nicht immer Hunger sein. Vielleicht naschst du, wenn du in Eile bist oder dich geärgert hast, die Langeweile groß ist oder dich Müdigkeit überkommt. Ersetze ungesunde Snacks durch gesündere Lebensmittel und wenn dir das gelungen ist, gehe den nächsten Schritt. Ein Spaziergang, ein warmes Schaumbad oder ein Telefonat mit einer lieben Freundin oder einem Freund können auch sehr nahrhaft sein.

Andererseits siehst du an deinen Aufzeichnungen auch, falls du vielleicht stundenlang gar keinen Bissen zu dir nimmst und die Nahrungsaufnahme in deinem Leben kaum eine Rolle spielt. In dem

Fall können kleine Portionen und häufigere Mahlzeiten bekömmlicher sein und deinen Kalorienbedarf decken. Wenn die körperlichen Veränderungen der Schwangerschaft Unbehagen in dir auslösen und du daher am liebsten gar nicht zunehmen möchtest, solltest du dir therapeutische Hilfe suchen. Du und dein Baby brauchen jetzt für eine gute Entwicklung unbedingt ausreichend gute Nahrung.

Von der Befruchtung der Eizelle bis zur Geburt des Babys erfolgt die Gewichtszunahme schubweise und setzt sich aus vielen Faktoren zusammen:

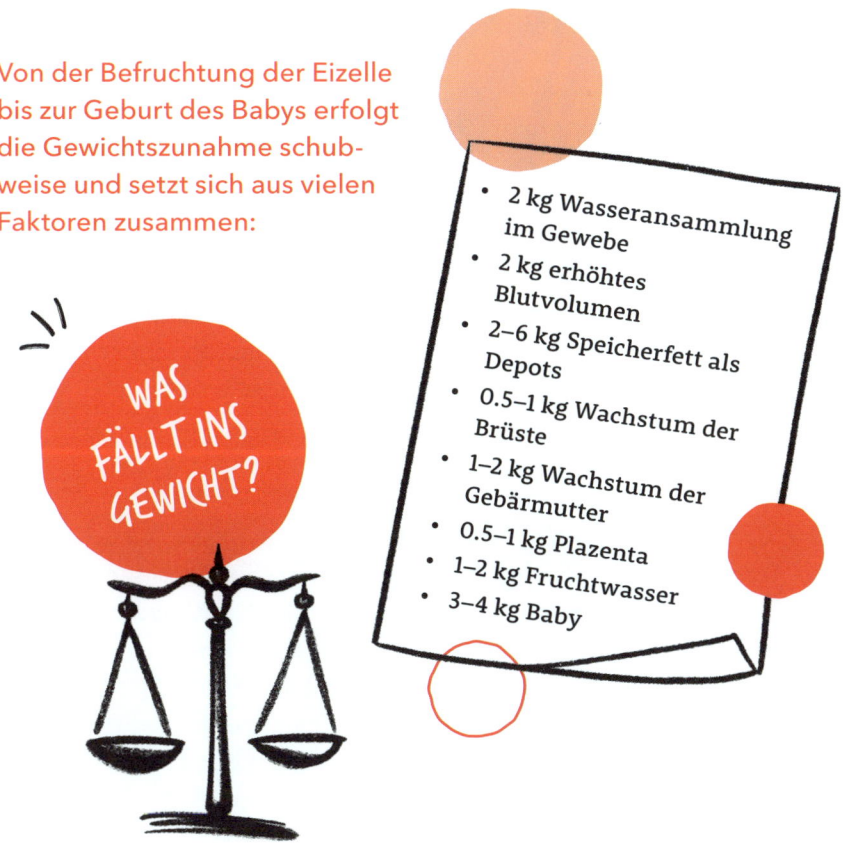

WAS FÄLLT INS GEWICHT?

- 2 kg Wasseransammlung im Gewebe
- 2 kg erhöhtes Blutvolumen
- 2–6 kg Speicherfett als Depots
- 0.5–1 kg Wachstum der Brüste
- 1–2 kg Wachstum der Gebärmutter
- 0.5–1 kg Plazenta
- 1–2 kg Fruchtwasser
- 3–4 kg Baby

9. Kleine Erreger, große Aufregung

Hast du die Aussage im Ohr „Schwangere sind eine vulnerable (verletzliche) Personengruppe und müssen besonders geschützt werden"? Während der Coronapandemie war das viel zu hören. Und es ist tatsächlich so: Du und dein Baby müssen gutgeschützt werden, denn du bist durch deine körperlichen Veränderungen empfänglicher für Infektionen und wenn du erkrankst, verläuft die Erkrankung meist schwerwiegender.

Durch die Wirkung von Östrogen bildest du in der Schwangerschaft vermehr Sekret, deine Nasenschleimhaut kann anschwellen und ist besser durchblutet. Nasenbluten, das Gefühl eines dumpfen Drucks in den Nebenhöhlen, eine verstopfte Nase oder Niesanfälle kommen öfter vor. So weit, so ok. Diese Veränderungen begünstigen aber leider auch, dass du in der Schwangerschaft deutlich leichter an Infektionen erkranken kannst, die über deine Nase eintreten. Gut, dass es dafür Schutzimpfungen gibt, die dich und dein Baby schützen.

Influenza/Grippe

Wenn die Grippewelle schon am Anfang deiner Schwangerschaft zu erwarten ist, dann kannst du dir die Influenza-Impfung bereits im ersten Schwangerschaftsdrittel verabreichen lassen. Sonst wird sie im zweiten oder dritten Schwangerschaftsdrittel empfohlen.

RSV-Infektion

Eine Erkrankung mit dem Respiratorischen Synzytial-Virus betrifft die Atemwege und verläuft nicht nach einem bestimmten Schema ab. Für Babys kann die Krankheit kompliziert verlaufen. Wenn du dich zwischen der 24. und 36. Schwangerschaftswoche zum Schutz vor schweren Krankheitsverläufen dagegen impfen lässt, schützt du nicht nur dich, sondern auch dein Baby. Denn wenn in deinem Blut Antikörper gegen eine Krankheit zirkulieren, gibst du sie über die Nabelschnur an dein Baby weiter.

COVID-19

SARS-CoV-2, das Coronavirus, ist wohl das einzige Virus, von dem selbst Lai:innen wissen, wie es unter dem Elektronenmikroskop aussieht. Der „Stachelball" hat uns schließlich lange genug beschäftigt und ganz verschwinden wird er nicht mehr. Du gehörst jetzt zu jener Gruppe, die besonderen Schutz auch vor diesem Virus verdient. Ungeimpften Schwangeren wird von der ständigen Impfkommission eine Grundimmunisierung und Auffrischimpfung ab dem zweiten Trimenon empfohlen, um eine Basisimmunität aufzubauen. Nach sechs Monaten kann dann die Auffrischungsimpfung erfolgen.

Und Infektionen, gegen die ich mich nicht impfen lassen kann?

Je nachdem, zu welchem Zeitpunkt der Schwangerschaft eine Infektion auftritt und welcher Erreger sie auslöst, wirkt sich eine Ansteckung unterschiedlich auf das ungeborene Kind aus. Bei ungewöhnlichem Ausfluss, Schmerzen, Durchfall, Übelkeit, Erbrechen, Fieber oder anderen körperlichen Beeinträchtigungen solltest du daher unbedingt ärztlichen Rat einholen. Wenn du für gewöhnlich eher länger damit wartest, tue dies früher als gewohnt. Nämlich gleich! Keine Sorge, niemand wird mit Kanonen auf Spatzen schießen, aber übersehen mag man in der Schwangerschaft eben auch nichts.

Bakterielle Vaginose

Zehn bis zwanzig Prozent aller Schwangeren sind von einer bakteriellen Vaginose betroffen. Sie bemerken einen verstärkten vaginalen Ausfluss, unangenehmen Juckreiz oder Geruch. Hormonelle Schwankungen, Stress, die Einnahme von Antibiotika, Geschlechtsverkehr oder übertriebene Intimhygiene können das sensible Gefüge der Vaginalflora aus dem Gleichgewicht bringen und die Entstehung von Infektionen im Intimbereich begünstigen. Die Farbe, der Geruch und die Konsistenz des vaginalen Ausflusses sind verräterische Indizien und geben Auskunft darüber, welcher Keim dort gerade sein Unwesen treibt und medikamentös behandelt werden muss.

Toxoplasmose

Sollest du keine Immunität gegen Toxoplasmose haben, trage im Umgang mit Katzenkot, bei der Verarbeitung von rohem Fleisch und bei der Gartenarbeit Handschuhe oder gib solche Arbeiten ab. Schwangerschaft ist keine Krankheit und du musst natürlich nicht unter eine „Käseglocke" gestellt werden. Trotzdem hast du nun besonderen Schutz verdient und brauchst manches nicht mehr zu machen.

Streptokokken B

B-Streptokokken sind Bakterien, die in der Scheide oder im Darm vorkommen können, ohne Beschwerden zu verursachen. Sie sind einfach nur da. Für dich besteht also kein Behandlungsbedarf. Für dein Baby sieht es ein bisschen anders aus. Es kann sich unter der Geburt damit anstecken. Eine B-Streptokokken-Infektion kann zu einer schweren Infektion bei deinem Baby führen. Das ist der Grund, warum das B-Streptokokken-Screening am Ende der Schwangerschaft empfohlen wird. Im Falle eines positiven Abstriches, also wenn bei dir Bakterien nachgewiesen werden, bekommst du während der Geburt ein Antibiotikum, damit dein Baby vor einer Ansteckung geschützt ist.

Harnwegsinfekt

Bei einem Harnwegsinfekt sind meist körpereigene Bakterien in die falschen Körperregionen gelangt. Sehr häufig ist der Escherichia Coli der Übeltäter. Sein Stammplatz ist der Darm und er ist daher auch rund um den Anus anzutreffen. Durch die enge nachbarschaftliche Nähe zur Vagina kommt er dort auch immer mal wieder vor. Er löst nicht zwangsläufig eine Infektion aus.

> Möglicherweise ist dir der Begriff „Scheide" vertrauter als „Vagina", wenn du von den inneren Geschlechtsorganen sprichst. Als „Vulva" werden die äußeren Geschlechtsorgane bezeichnet. Zu ihr gehören der Venushügel, die großen und kleinen Labien (Venus- oder Vulvalippen), die Klitoris und der

Scheidenvorhof, in den die Vagina bzw. Scheide und die Harnröhre münden.

Wenn du jedoch Schmerzen beim Entleeren deiner Harnblase hast, ständig Harndrang spürst, erhöhte Temperatur oder Rückenschmerzen im unteren Rücken bekommst, gehe zu einer ärztlichen Kontrolle. Um eine krankmachende Keimverschleppung weitgehend zu vermeiden, solltest du nach dem Toilettengang immer die Wischrichtung beachten und von der Scheide Richtung Anus wischen. Nie umgekehrt! Auch beim Geschlechtsverkehr darf kein fließender Wechsel zwischen Anal- und Vaginalverkehr passieren. Für deine tägliche Intimhygiene verwende einfach lauwarmes Wasser oder Spezialprodukte. Da Handseifen, Duschgels oder Feuchttücher für den PH-Wert der Haut gemacht sind, stören sie das Scheidenmilieu und sind für die Pflege des Intimbereichs ungeeignet. Eine wirksame Maßnahme zur Vorbeugung von Harnwegsinfekten ist die Einnahme von D-Mannose. Dabei handelt es sich um einen Mehrfachzucker, der allerdings nicht vom Körper verstoffwechselt wird und daher auch für Zuckerkranke geeignet ist. D-Mannose hat die Fähigkeit, E.-coli-Bakterien in der Blase zu binden und diesen Zucker–Bakterien-Komplex gemeinsam auszuscheiden.

Harnuntersuchungen

In der Schwangerschaft ist dein Harn (Urin) ein Ausscheidungsprodukt, das viel aussagt. Du hast es schon beim Schwangerschaftstest gemerkt: Für den schnellen Check wurde der Indikatorstreifen in deinen Harn gehalten, um den Gehalt des humanen Chorion Gonadotropin (kurz: HCG) im Körper zu messen. Im Verlauf der Schwangerschaft wird im Rahmen von Vorsorgeuntersuchungen kontrolliert, ob du einen symptomlosen Harnwegsinfekt hast oder über deinen Harn vermehrt Eiweiß ausgeschieden wird, was ein Hinweis auf behandlungswürdige Erkrankungen ist.

Medikamente in der Schwangerschaft

„Zu Risiken und Nebenwirkungen fragen Sie Ihren Arzt oder Apotheker." – diesen Satz kennst du bestimmt. Zurecht gehört das Thema „Medikation" in fachkundige Hände. Selbstmedikation ist immer kritisch. Denn gefährliche Wechselwirkungen können leicht übersehen und Einnahmefehler gemacht werden. Es ist auch möglich, dass Wirkungen von verschiedenen Medikamenten sich gegenseitig verstärken oder unterdrücken und es können sogar abgelaufene und falsch gelagerte Medikamente eingenommen werden. In der Schwangerschaft, die als sehr sensible Zeit betrachtet wird, ist ein zweiter, verletzlicher Mensch in deinen Körperkreislauf mit eingebunden und das Risiko, das Ungeborene durch Medikamente zu gefährden, ist gegeben.

Das soll nicht heißen, dass Schwangere sich mit Schmerzen plagen müssen und explizit angeordnete oder notwenige Medikamente nicht einnehmen sollten. Im Gegenteil: Nach einer ärztlichen Diagnose, die eine medikamentöse Behandlung fordert, solltest du die Erkrankung auch dementsprechend behandeln. Medikamente, die dir in der Schwangerschaft verschrieben werden, sind auf „Herz und Nieren" überprüft. Wenn sie für die Zeit der Schwangerschaft zugelassen sind, kannst und solltest du sie auf jeden Fall sorgenfrei einnehmen.

Von rezeptfreien Arzneimitteln, die du in Online-Apotheken bestellen kannst, ohne zuvor bei ärztlichem Fachpersonal gewesen zu sein, lasse lieber die Finger. Das gleiche gilt für Heilkräuter. Gegen fast alles ist ein Kraut gewachsen und man darf sich daher eine Wirkung durch Kräuter versprechen. Da immer auch Nebenwirkungen möglich sind, nimm Heilkräuter nur ein, nachdem du dich vorher fachkundig beraten hast lassen.

Hausmittel hingegen sind die Klassiker der Selbstbehandlung und wirken oft wahre Wunder. Ein kühler Umschlag bei Kopfschmerzen, ein entzündungshemmender Topfenwickel am geschwollenen Knie, ein Wärmeflasche bei Krämpfen oder eine warme Kompresse bei Verspannungen sind als erste Maßnahme ganz wunderbar.

Wenn die Beschwerden jedoch anhalten und keine Linderung eintritt, gehe der Ursache auf den Grund, um nichts zu übersehen.

Kraftbrühe

In einem „Hebammenratgeber" darf ein Rezept für eine kräftige Hühnerbrühe nicht fehlen. Dieses alte Hausmittel wird schon seit Jahrhunderten zur Stärkung und Regeneration und als erste Mahlzeit nach der Geburt empfohlen.

- 3 bis 4 Liter Wasser
- 1 Bio-Huhn
- 2 Karotte, 1 Fenchel, 1 Stangensellerie
- 1 Bund Petersil, 1 Petersilienwurzel, 1 Angelikawurzel, 1 Stück Ingwer
- 1 große Zwiebel (evtl. mit Nelken gespickt)
- 1 Zweig Rosmarin, 1 Zweig Liebstöckel (Maggikraut), 2 Zweige Thymian
- 1 Teelöffel Koriandersamen, 1 Teelöffel Senfkörner, 6 Wachholderbeeren
- 3 Lorbeerblätter
- Salz und Pfeffer

Das Suppenhuhn erst einige Minuten auskochen und danach das Wasser nochmal wechseln. Dann alle Zutaten in einem großen Topf zum Kochen bringen und zwölf bis 20 Stunden auf kleiner Flamme köcheln lassen. Die Zutaten zerfallen beim Kochen und sind nicht mehr schmackhaft. Die Brühe hingegen ist es sehr. Sie wird nach dem Auskochen abgeseiht und in Gläser abfüllt. So kannst du jeden ein bis zwei Tassen davon trinken. Im Kühlschrank ist deine Kraftsuppe einige Tage haltbar.

Zweites Schwangerschaftsdrittel

13. bis 24. Schwangerschaftswoche

Alles wird jetzt größer: Baby, Bauch und Busen. Du wächst förmlich in eine neue Lebensaufgabe hinein und auch das Wohlbefinden nimmt in der Regel zu. Großartig!

Das zweite Schwangerschaftsdrittel ist die beste Zeit für einen Urlaub, einen Geburtsvorbereitungskurs und Hebammengespräche. Viele Angebote sind eine Leistungen der Gesundheitskassen. In Österreich hat sich beispielsweise ein freiwilliges und kostenloses Hebammengespräch in der 18. bis 22. Schwangerschaftswoche etabliert, das ich dir sehr empfehlen kann. Es ist eine super Gelegenheit, um über einen gesundheitsfördernden Lebensstil, mögliche Geburtsorte oder Unterstützungsmöglichkeiten bei psychosozialen Belastungen zu sprechen.

Eine Schwangerschaft kann eine große Belastungsprobe sein und Konflikte in Beziehungen können in der Zeit zunehmen. Wenn dein Partner oder deine Partnerin ihre Emotionen nicht gut im Griff hat, dir weh tut, dich abfällig behandelt oder dich finanziell von sich abhängig macht, kannst du dich deiner Hebamme anvertrauen. Hebammen haben wie Ärzt:innen eine Verschwiegenheitspflicht und sind sehr gut mit Beratungsstellen und Frauenhäusern vernetzt. Deine Hebamme wird dir auf jeden Fall gut zuhören und dir weiterhelfen, ohne dich zu etwas zu drängen, was du selbst nicht willst.

10. Reisen

Wenn du in der Zeit verreist, achte darauf, dass der erhoffte Erholungseffekt in einem verträglichen Verhältnis zum Stresslevel der An- und Abreise steht. Wenn die Rechnung nicht aufgeht, findest du bestimmt eine passendere Alternative. Ungeborene lieben jedenfalls friedliche Länder und hohe Hygienestandards. Sie wollen nicht mit Reisekrankheiten in Kontakt kommen und bevorzugen ein gut ausgebautes medizinisches Versorgungsnetz. Bei einer Anreise mit dem Auto empfehle ich dir mehrere kürzere Etappen von etwa eineinhalb Stunden und mit Pausen, damit du dir die Beine vertreten kannst. Ob du an Bord eines Passierflugzeugs darfst, regelt jede Fluglinie in ihren Transportbedingungen. Meist muss der Rückflug vier Wochen vor dem Geburtstermin angetreten werden, was mittels eines ärztlichen Attestes nachgewiesen werden muss. Genieße die Sonne mit Sonnencreme, die einen hohen Lichtschutzfaktor hat. Sie begünstigt sonst leider die Bildung von Pigmentflecken und Schwangerschaftsstreifen.

Wellness und Sauna

Viele zieht es zum Baby-Moon in schöne Hotels mit großem Spa-Bereich, in eine Therme oder vielleicht zu einem Yogaretreat. Herrlich! Wenn ich daran denke, würde ich am liebsten gleich packen. Denn der Gedanke an ausschlafen, gemütlich frühstücken, schwimmen, gesundes Essen, ein bisschen Yoga zwischendurch, lange Spaziergänge und Kuschelzeit ist einfach zu schön.

Wellness ist in der Schwangerschaft eine sensationelle Idee! Denn tiefe Entspannung, Wärme, Massagen, warmes Wasser und das Gefühl, ganz bei dir anzukommen, ist genau das, was du jetzt brauchst. Wenn du Saunagänge magst, tut ein ausgewogenes Verhältnis zwischen Schwimmen, Plantschen, Saunieren und Ruhephasen im Liegenstuhl gut. Das ist wichtig, damit dein Kreislauf im Wellnesstempel nicht zu sehr belastet wird und dein Körper nicht überhitzt. Aus diesem Grund sollte die Wassertemperatur nicht über 35 Grad betragen und Saunagänge sollten eher kürzer gehalten werden.

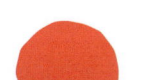

Gehe in die Biosauna und lasse die heißen Kammern besser aus. Bei Krampfadern schnapp dir den Kaltwasserschlauch und mache Kniegüsse. Kneippen ist jetzt deins. Du genießt nicht nur das Wasser rund um dich herum, sondern trinkst auch genug.

11. Zärtlichkeit und Sexualität

Wenn Du Lust hast, kann die Schwangerschaft zu einer leidenschaftlichen Zeit für Sex und Zärtlichkeit werden – mit dir allein oder gemeinsam mit jemandem anderen. Deine Brüste können viel empfindlicher sein. Vielleicht findest du das erregend, vielleicht auch unangenehm. Die gute Durchblutung der Vagina und Klitoris und die günstige hormonelle Lage durch die Schwangerschaftshormone steigert in der Regel die Libido, wenn dir nicht gerade Übelkeit oder Müdigkeit einen Strich durch die Rechnung machen oder Überforderung oder Belastungen dich stressen oder bedrücken.

Selbstbefriedigung kann eine sehr angenehme Möglichkeit sein, um Anspannungen abzubauen und an stressigen Tagen runterzukommen. Vielleicht ist dir gerade in der Schwangerschaft noch mehr danach als ohnehin schon. Wenn das so ist, weißt du selbst am besten, welche Berührungen dir guttun.

Vielleicht bist oder wirst Du gerade mit deinem Körper immer vertrauter, weil du dich mehr mit deinem Körper beschäftigst.

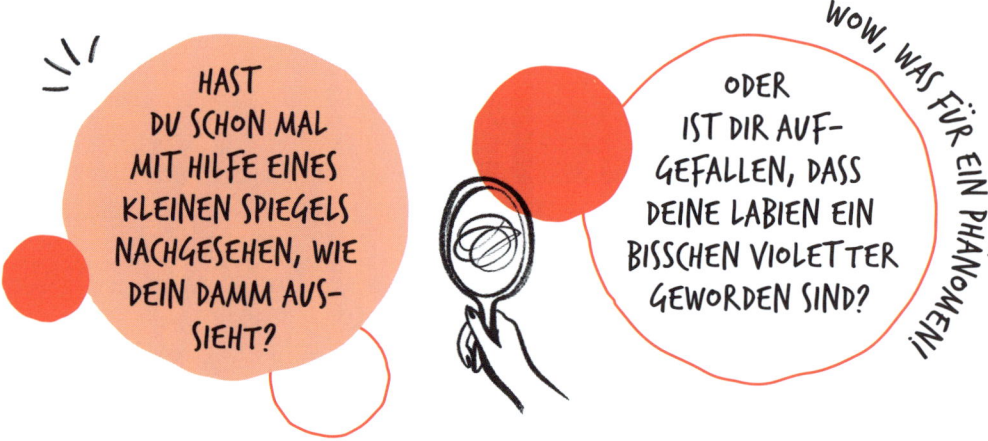

Dieses Phänomen der dunkleren Färbung der Labien zählt übrigens zu den sogenannten wahrscheinlichen Schwangerschaftszeichen und wurde früher, als man noch keine Schwangerschaftstests hatte, tatsächlich zur Feststellung einer Schwangerschaft herangezogen. Die Vaginalschleimhaut kann sich nämlich aufgrund der besseren Durchblutung bereits ab der sechsten bis achten Schwangerschaftswoche derartig verändern. Alles, was dir guttut, ist in einer normal verlaufenden Schwangerschaft erlaubt. Je größer dein Bauch wird, umso einfallsreicher fallen beim Sex meist die Stellungen aus. Erschrick nicht, wenn es möglicherweise zu einer leichten Blutung kommt. Das kann passieren, da das Scheidengewebe in der Schwangerschaft besonders gut durchblutet ist. Sogenannte Kontaktblutungen sind in der Schwangerschaft daher etwas ganz Normales. Es gibt nur wenige Ausnahmefälle, in denen von Sex abgeraten wird, z.B. bei vorzeitigen Wehen, einem frühzeitigen Blasensprung, Blutungen oder wenn eine Schwangerschaft schwer zu halten ist und absolute Schonung verordnet wird.

Gehen wir davon aus, dass Sex erlaubt ist und kommen gleich zum Orgasmus. Sexuelle Höhepunkte sind in einer komplikationslosen Schwangerschaft erlaubt. Weder die rhythmischen Kontraktionen deiner gesamten Genitalregion noch die in der Samenflüssigkeit enthaltenen geringen Mengen an Prostaglandine können eine Geburt auslösen.

Vielleicht hast du von der Idee gehört, die Geburt mit Hilfe von Sex in Gang zu bringen, wenn der Geburtstermin bereits überschritten ist. Sie hat ihren Ursprung darin, dass in der Samenflüssigkeit natürliche Prostaglandine vorkommen, die eine große Rolle bei der Reifung des Gebärmutterhalses spielen. Prostaglandine werden auch in den Eihäuten der Fruchtblase, in Teilen der Gebärmutterschleimhaut, der Muskelschicht deiner Gebärmutter und dem Gebärmutterhals gebildet und machen den Muttermund weich. Medikamente, die zur Reifung des Muttermunds eingesetzt werden, enthalten daher häufig ebenfalls Prostaglandine – aber in deutlich höherer Dosis.

Wenn beim Sex ein Penis oder Sexspielzeug im Spiel ist, besteht kein Grund zur Sorge, das Baby zu berühren oder zu verletzen. Dafür sorgen gleich mehrere Schutzmechanismen. Erstmal ist das Baby in der Fruchtblase von Fruchtwasser umgeben und vor Stößen gut geschützt. Zudem verschließt während der gesamten Schwangerschaft ein Schleimpfropf den Muttermund. Er hat die Aufgabe, die Gebärmutter – das Zuhause deines Babys – vor Infektionen zu schützen. Die Nutzung eines Kondoms kann trotzdem sinnvoll sein, um dich selbst vor einer Infektion mit sexuell übertragbaren Erkrankungen zu schützen. Denke daran, vor allem wenn du den Gesundheitszustand des Menschen, mit dem du intim wirst, nicht umfänglich kennst. Da du gerade schwanger bist, kannst du es folgerichtig nicht nochmal werden und du kannst auf jede andere Form von Verhütung verzichten. Für manche bringt Sex in der Schwangerschaft ein Gefühl der absoluten Freiheit mit sich und sie erleben den besten Sex aller Zeiten. Eine richtig geile Zeit!

mehr zum Schleimpfropf auf Seite 125

Mit dem Ohr am Herzen

Doch nicht nur körperliche Nähe kann etwas sehr Intimes sein. Auch Gespräche können etwas sehr Vertrautes und Intimes haben. Vielleicht ist dieser besondere Lebensabschnitt eine schöne Gelegenheit, den Menschen, die dir nahestehen und die Bezugspersonen für dein Baby sein werden, aus deiner Kindheit zu erzählen und dich über deine Werte und Wünsche für den Umgang mit deinem Baby auszutauschen. Denn häufig möchte man eigene, frühe Erfahrungen, die man gewöhnt ist, die erprobt sind und einem gut getan haben, an das eigene Kind weitergeben. Wenn annähernd deckungsgleiche Erfahrungen gemacht wurden, wird es einfacher, einen gemeinsamen Erziehungsstil zu entwickeln. Komplizierter wird es, wenn sehr unterschiedliche Handlungsweisen und Rituale das Leben in den Herkunftsfamilien der werdenden Eltern bestimmt haben und für die eigene Familie ein neuer, gemeinsamer Weg gefunden werden muss. Das gilt besonders für schwierigere Themen wie Konflikte, Bestrafung und strenge Verbote. Zudem gibt

„ Um ein Kind aufzuziehen, braucht es ein ganzes Dorf.

Nigerianisches Sprichwort

es die Dinge, die man niemals so manchen würde wie die eigenen Eltern.

Die Schwangerschaft kann also eine Zeit sein, um Gespräche mit Menschen in deinem Umfeld, die Einfluss auf dein Kind nehmen werden, zu führen, um eine gemeinsame Vorstellung davon zu bekommen, wie ihr als Bezugspersonen für dein Baby sein möchtet. Schließlich wird es irgendwann auf seine eigene Geschichte zurückschauen und da wäre es doch schön, wenn dabei dann die Augen leuchten und Tränen gelacht würden.

Weißt du, wie dein Partner, deine Partnerin oder die Bezugspersonen für dein Baby so manch eine Alltagssituation erlebt haben? Es macht Spaß, sich darüber auszutauschen!

HAST DU IM PYJAMA ABENDESSEN GEGESSEN?

MUSSTEST DU ZUERST DEINE HAUSAUFGABEN FERTIGMACHEN, BEVOR DU SPIELEN GEHEN DURFTEST?

DURFTEST DU BEIM ESSEN FERNSEHEN?

DURFTEST DU NASCHEN?"

WO WILLST DU ROTE LINIEN FÜR DAS EIGENE FAMILIENLEBEN FESTLEGEN? TAUSCHE DICH UNBEDINGT DARÜBER AUS.

12. Geburtsvorbereitung

Seite 20 Aaron Antonovsky, von dem ich dir am Anfang des Buches erzählt habe, war – wie ich – davon überzeugt, dass es wichtig ist, einen Sinn im Leben zu finden. Auf dem Weg dorthin gibt es unzählige Etappenziele, die wir leichter erreichen, wenn wir beispielsweise wissen, wofür unser Herz schlägt und wofür sich eine Anstrengung lohnt.

Ein Geburtsvorbereitungskurs kann dich dabei unterstützen, dein Vertrauen in den eigenen Körper zu stärken, all die großen Veränderungen, die in deinem Leben stattfinden, zu verstehen und dein Körperbewusstsein zu sensibilisieren. In dem Kurs werden dir Abläufe und Maßnahmen unter der Geburt erklärt, damit du den Sinn dahinter verstehen und sie besser mittragen kannst. Mit Ammenmärchen wird aufgeräumt, Fragen werden beantwortet und Sorgen angehört. Du kannst und sollst jede Frage stellen, die dich beschäftigt: Ob dein Baby besser vaginal oder durch einen Kaiserschnitt geboren werden soll, wie du Wehen erkennen kannst, wer dich zur Geburt begleiten könnte, welche Möglichkeiten der Schmerztherapie es während einer Geburt gibt, wie dein Baby sicher und gut schläft und was es zum Anziehen braucht usw. Außerdem ist der Geburtsvorbereitungskurs eine gute Gelegenheit für ein persönliches Kennenlernen (d)einer Hebamme oder von jemandem aus dem Team deines ausgewählten Geburtsortes und der bisweilen unbekannten Räumlichkeiten.

Der Vorteil eines Geburtsvorbereitungskurses am ausgewählten Geburtsort ist, dass du gut über die hausinternen Abläufe aufgeklärt wirst und dir alle Möglichkeiten der Einrichtung vorgestellt werden. Ein möglicher Nachteil ist, dass du so nicht die ganze Bandbreite an Möglichkeiten erfährst und dir nicht bewusst gemacht wird, dass es bei manchen Dingen Wahlmöglichkeiten oder unterschiedliche Vorgehensweisen gibt.

Die Kursangebote reichen von Gruppenkursen für Schwangere mit oder ohne Partner:in, für Erst- oder Mehrgebärende über Intensivkurse am Wochenende in geschlossenen Gruppen oder offene Gruppen, bei denen der Einstieg jederzeit möglich ist, bis hin zu Einzelstunden. Der richtige Zeitpunkt für den Kurs ist individuell verschieden. Erfahrungsgemäß eignet sich die 28. bis 32. Schwangerschaftswoche, um mit dem Kurs zu beginnen.

WOFÜR LOHNT SICH EINE ANSTRENGUNG – IM ALLGEMEINEN UND IN BEZUG AUF DEINE SCHWANGERSCHAFT UND DIE GEBURT DEINES BABYS?

Hör mal in dich rein

WOFÜR SCHLÄGT DEIN HERZ?

Geburtsplan

Hast du schon mal etwas von einem Geburtsplan gehört und dich gefragt, was hinter diesem Begriff steckt? Die Geburt an sich ist doch eigentlich ein Prozess, der sich sehr dynamisch entwickelt und nicht leicht zu planen scheint.

Es geht bei dem Geburtsplan darum, dass du dich mit den vielen Themen rund um die Geburt auseinandersetzt, auf die du Einfluss nehmen kannst, und dass du sie mit den Personen besprichst, die dich betreuen werden: Geburtsort, Betreuungsmodelle, Begleitpersonen, Schmerzlinderung und Versorgung deines Babys nach der Geburt. Wie viele Tage nach dem errechneten Geburtstermin wird eine Geburtseinleitung gemacht? Wieviel Zeit darf vergehen, bis abgenabelt wird? Wann wird das Baby üblicherweise gemessen und gewogen? Hier gehen nicht alle Einrichtungen gleich vor.

Ich erwähne im Buch immer wieder Dinge, die du möglicherweise in deinen Geburtsplan schreiben könntest. Der Geburtsplan ist die Auseinandersetzung mit den Vorstellungen, Ängsten, Bedürfnissen und Wünschen von dir und deinem Partner oder deiner Partnerin. *eine Möglichkeit dazu gibt es ab Seite 222* Schreibe den Plan auf Papier, statt ihn in Stein zu meißeln. Und das meine ich, du ahnst es schon, im übertragenen Sinn. Denn wenn eine kritische Situation es erfordert, wäre es gut, wenn du deine Vorstellungen anpassen und die erforderlichen Schritte mittragen kannst, auch wenn sie nicht deinen ursprünglichen Wünschen entsprechen.

Kreis des Vertrauens

Wer soll dich zur Geburt begleiten? Die meisten Gebärenden möchten Menschen um sich haben, denen sie vertrauen und die sich diese Aufgabe zutrauen. Für deine Begleitperson geht es während einer Geburt nämlich weniger darum, etwas Konkretes zu tun. Einfach da zu sein, ist die wichtigste, phasenweise die einzige, Aufgabe.

Damit du deine Kraft und Atmung vollends auf die Geburt konzentrieren kannst, vertritt deine Vertrauensperson im Idealfall all deine

Anliegen gegenüber den anderen Menschen, die in die Geburt involviert sind. Manchmal kann es wichtig sein, Erklärungen für bestimmte Vorgänge einzufordern, damit wieder mehr Gelassenheit einkehren kann und ihr euch keine Sorgen macht. Es ist sicher gut zu wissen, dass viele Vorgänge während der Geburt einer längerfristigen Beobachtung unterliegen und kein umgehendes Handeln erfordern, allerdings eine erhöhte Aufmerksamkeit der Hebamme und der Geburtshelfer:innen. Du spürst daher möglicherweise an der einen oder anderen Stelle des Geburtsprozesses, dass sich atmosphärisch etwas ändert, ärztliches Personal involviert wird oder dir Medikamente angeboten werden.

▶ Kapitel „Kindliche Überwachung" ab Seite 143

Grundsätzlich sollte der Informationsfluss zwischen euch und dem geburtshilflichen Team unter der Geburt zu keinem Zeitpunkt verebben. Wenn das doch passiert und ihr euch nicht mehr gesehen, sehr unsicher fühlt und das Vertrauen verliert, fragt unbedingt nach, bevor die Stimmung kippt. Wahrscheinlich hat euer Gegenüber einfach etwas für selbstverständlich gehalten und übersehen, dass ihr manche Entscheidungen nicht nachvollziehen könnt oder ihr übergangen wurdet. Gebt euch allen immer die Chance, beim wunderbaren Miteinander zu bleiben, statt zum Aneinandervorbei überzugehen. Das wäre nicht gut für den Geburtsprozess.

Manche Geburtsabteilungen beschränken die Zahl der Personen, die gleichzeitig in den Gebärraum mitkommen dürfen, auf eine oder zwei Personen, und geben mitunter Altersuntergrenzen an. Damit erübrigt sich die Frage, ob auch Geschwisterkinder mitkommen dürfen. Manchmal dürfen verschiedene Begleitpersonen sich abwechseln. Das ist aber nicht überall erlaubt. Wenn doch, entscheide selbst, ob dich das aus der Ruhe bringt oder ob du es so haben möchtest.

Wohltaten

Viele Aufgaben deiner Begleitperson sind sehr praktischer Natur. Das fängt damit an, immer auf ausreichend Flüssigkeitszufuhr zu achten und immer mal wieder die Trinkflasche zu reichen (am besten mit isotonischen Getränken). Auf der anderen Seite sollte darauf geachtet werden, dass die Harnblase von Zeit zu Zeit geleert wird. Denn wenn sie vollgefüllt ist, nimmt sie dem Baby die Möglichkeit, tiefer zu rutschen und wirkt wie ein aufgeblasener Airbag, der das Baby ausbremst. Die natürliche Empfindung für den Füllungszustand der Blase geht vielen Gebärenden unter der Geburt verloren.

Deine Begleitperson kann immer wieder den Gebärraum lüften, das Bett frisch aufschütteln und, wenn es für dich stimmig ist, den DJ spielen. Eure individuell zusammengestellte Playlist an Lieblingsliedern kann sicher die gewünschte Stimmung erzeugen, wenn ihr von Entspannungsmusik bis zu fetten Beats alles parat habt. Ich bin davon überzeugt, dass es einen Unterschied macht, was man unter der Geburt hört, und dass nicht zu jeder Zeit alles passt. Entspannungsmusik mit Naturgeräuschen kann genauso nerven wie Radiogedudel, das von Werbung unterbrochen wird, oder die Nachrichten aus aller Welt, die belastende News übermitteln.

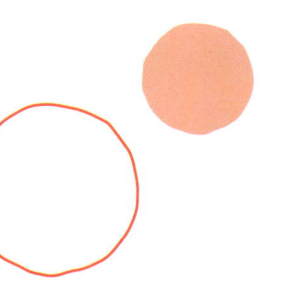

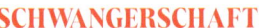

See the fire in the sky
We feel the beating of our hearts together
This is our time to rise above
We know the chance is here to live forever
For all time
Hand in Hand we stand
All across the land
We can make this world
A better place in which to live
Eröffnungssong der Olympischen Spiele, 1988

Wer passt auf die Kleinen auf?

Wenn du schon einmal oder mehrmals ein Kind zur Welt gebracht hast, kannst du dich bestimmt daran erinnern, wie sich deine Wehen angefühlt haben, und du wirst wissen, wann es Zeit ist, die Hebamme anzurufen oder ins Geburts- oder Krankenhaus zu fahren. Damit bist du jetzt klar im Vorteil. Doch du hast nun eine neue Herausforderung. Diesmal ist es wichtig, dass du rechtzeitig vor der Geburt klärst, wer auf die Kinder aufpasst, wenn die Wehen einsetzen. Wenn Geschwisterkinder noch nie von den Großeltern, lieben Freuden oder einem Babysitter allein betreut wurden, wird es höchste Zeit, ihnen dieses Highlight gut zu verkaufen und bis zur Geburt noch ein paar Mal zu erproben. Natürlich inklusive „Übernachtungsparty"!

Was kannst du dir von einer Hebamme erwarten?

Manchmal, wenn ich gefragt werde, was mein Beruf ist, blicke ich in erstaunte Augen. Der Ausruf „Was, Hebammen gibt's noch?" ist mir auch schon untergekommen. Dabei hat mein Beruf eine sehr lange Tradition und, das stimmt, einen altmodischen Namen. Seit Kinder geboren werden, gibt es Hebammen und seit Dezember 2023 wird unsere Arbeit von der UNESCO sogar als immaterielles Weltkulturerbe geführt.

Unsere Wurzeln sind stark und unsere Flügel haben uns mittlerweile in die Sphären der Wissenschaft getragen. Die Hebammenforschung und viele Fragestellungen, die Querverbindungen zu anderen medizinischen oder sozialwissenschaftlichen Richtungen herstellen, kommen dir und allen Schwangeren, Gebärenden und Wöchner:innen und euren Kindern zugute. Für uns Hebammen steht immer ihr an erster Stelle.

Eine Forscher:innengruppe rund um Jane Sandall vom King's College London von der Cochrane Pregnancy and Childbirth Group konnte 2016 wissenschaftlich nachweisen, was davor und, betrachtet man das Thema mit gesundem Menschenverstand, immer schon auf der Hand lag: die positiven Auswirkungen einer kontinuierlichen Betreuung durch eine Hebamme auf werdende Mütter und ihre Kinder.

Die Forscher:innen verglichen systematisch dreizehn Studien mit insgesamt 16.242 Schwangeren aus Australien, Kanada, Irland, Neuseeland und Großbritannien. Das war ein großer Aufwand, der aber notwendig ist, wenn man etwas wissenschaftlich beweisen möchte. Und tatsächlich: Im Zuge der Geburt sank die Wahrscheinlichkeit, einen Dammschnitt zu bekommen, ebenso wie die Notwendigkeit, die Geburt mit Hilfe einer Saugglocke zu beenden. Obwohl die Geburten im Durchschnitt um eine halbe Stunde länger dauerten, mussten weniger Schmerzmittel verabreicht und Narkosen gemacht werden. Die Rate der Kaiserschnitte war in beiden Gruppen gleich hoch, aber einige der Studien zeigten, dass die Betreuten im Hebammenmodell insgesamt zufriedener und ausgeglichener waren.

13. Wahl des Geburtsorts

Wenn du dich mit deinen Wünschen und Vorstellungen in Bezug auf die Geburt deines Babys beschäftigst, geht es auch darum, dass du für die Geburt einen Ort suchst, an dem vieles, was du dir wünschst, umgesetzt werden kann. So unterschiedlich wie Menschen wohnen und Urlaube planen und so verschieden ihre Essensvorlieben sind, so individuell wird auch die Entscheidung für einen passenden Geburtsort getroffen. Schließlich geht es bei einer Geburt darum, sich vertrauensvoll hinzugeben, zu öffnen und über die eigenen Grenzen zu gehen, also um sehr intime Dinge. Die Entscheidung ist eine emotionale und individuelle. Klischees haben hier keinen Platz. Jetzt zählt vor allem eins: dein Bauchgefühl!

Eine Hebamme überwacht – egal für welchen Geburtsort du dich entscheidest – den gesamten Geburtsverlauf, unterstützt dich und erkennt Anzeichen von Veränderungen bei dir oder bei deinem Baby, die eine ärztliche Rücksprache oder ein Eingreifen erforderlich machen.

Hausgeburt

Mit einer Hebamme an deiner Seite darfst du dein Baby zu Hause auf die Welt bringen. Nimm möglichst früh mit der Hebamme deiner Wahl Kontakt auf, damit ihr euch gut kennenlernen und alle wesentlichen Rahmenbedingungen klären könnt, z.B. Erreichbarkeit, Betreuungsumfang, Kosten. Bei einer Hausgeburt kannst du ein kleines Team an „Kümmer:innen" um dich versammeln. Wer bei dem intimen Ereignis der Geburt deines Kindes um dich sein soll, weißt du selbst am besten.

Die wichtigste Frage, die du dir diesbezüglich stellen solltest, ist wahrscheinlich diese:

VOR WELCHEN MENSCHEN KANN ICH MICH GANZ ÖFFNEN UND HINGEBEN?

Hör mal in dich rein

Geburtshaus

Ein Geburtshaus ist meist sehr heimelig und die Räumlichkeiten sind weniger medizinisch geprägt als im Krankenhaus.. Wenn du eine komplikationslose Schwangerschaft und Vorgeschichte hast, aber nicht zu Hause gebären möchtest, kommt eine Geburt im Geburtshaus in Frage. Meist besteht eine enge Zusammenarbeit mit einem nahen gelegenen Krankenhaus und du lernst deine Hebamme oder ein kleines Hebammenteam bereits in der Schwangerschaft kennen.

Geburt im Krankenhaus

Die Sicherheit, bei einem Notfall blitzschnelle ärztliche Hilfe zu haben, ist meist das Argument, das werdende Eltern ins Krankenhaus führt. Manchmal sind auch die örtliche Nähe, ein Mangel an Alternativen oder der gute Ruf der Geburtsabteilung ausschlaggebend für die Wahl. Für Risikoschwangerschaften ist das Krankenhaus der einzig richtige Ort. Denn eine intensivere medizinische Überwachung und manche Eingriffe können nur dort geleistet und durchgeführt werden. Einige Krankenhäuser bieten die Möglichkeit an, eine eigene Hebamme zur Geburt mitzubringen. Um diese Möglichkeit der Geburtsbegleitung zu nutzen, solltest du so früh wie möglich mit einer Beleghebamme in Verbindung treten. Frage in dem Haus deiner Wahl nach, mit welchen Hebammen dort zusammengearbeitet wird. Andersherum kannst du dir auch eine Hebamme suchen und sie an ihren Standort begleiten, also an das Krankenhaus, mit dem sie zusammenarbeitet. Bei einem ersten Treffen kannst du die Hebamme, ihr Angebot und die damit verbundenen Kosten näher kennenlernen.

Ambulante Geburt und Wochenbettbesuche

Bei einer ambulanten Geburt kannst du das Krankenhaus oder Geburtshaus bereits ein paar Stunden nach der Geburt, also innerhalb der ersten 24 Stunden, wieder verlassen. Auf diese Weise lässt sich das Bedürfnis nach einer Geburt in der Klinik mit der Geborgenheit des häuslichen Wochenbettes optimal verbinden. Deine Hebamme kommt bereits in der Schwangerschaft nach Hause, um offene Fragen mit dir zu besprechen. Sie gibt dir Sicherheit und unterstützt dich, damit alles für das Baby gut vorbereitet ist. Nach der Geburt verbringst du dann die schöne erste Zeit mit dem Neugeborenen in deiner vertrauten Umgebung und im Kreise deiner Liebsten. Zuhause können du und alle, die du in die erste Zeit mit deinem Baby einbeziehen möchtest, dein Baby ohne Störungen durch den Krankenhausalltag kennenlernen.

Wenn es sich für dich am stimmigsten anfühlt, nach der Geburt deines Babys ein paar Tage im Krankenhaus zu bleiben, kannst du auch nach der Entlassung aus dem Krankenhaus noch Hebammenbetreuung (mitunter auch als Leistung der Gesundheitskassen) in Anspruch nehmen. Zapfe ihr Wissen an und hole dir alle wertvollen Infos, die du rund um deine Rückbildungsprozesse, die Narbenpflege, Sexualität und die Versorgung, Pflege und Ernährung deines Babys in der gesamten Stillzeit bekommen kannst. Hebammen sind Expert:innen für diese Zeit und machen in der Regel Hausbesuche. Es kann sehr entlastend sein, wenn du mit deinem Baby zu Hause bleiben kannst und dir jemand dort, in deiner gewohnten Umgebung, mit gekonnten Handgriffen das Handling mit deinem Baby zeigt, dir Informationen und Aufklärung bietet, Worte spricht, die dir guttun, und dir in den ersten Tagen nach der Geburt Sicherheit und Lösungen für manche Hürde anbietet.

Leider ist die Zahl der freiberuflich tätigen Hebammen – mit und ohne Kassenvertrag – begrenzt und sie sind schnell ausgebucht. Wenn du Hebammenbetreuung in Anspruch nehmen möchtest, lasse dir nicht allzu lange Zeit mit der Suche. Ähnlich sieht es mit der kinderärztlichen Abdeckung aus. In manchen Regionen ist in Praxen kaum ein

Schreib dir in deinen Geburtsplan (Seite 222) alle wichtigen Telefonnummern.

Platz zu ergattern. Wenn möglich, suche schon in der Schwanger-schaft nach einem geeigneten Kinderarzt oder einer geeigneten Kinderärztin, denn bereits in der ersten Lebenswoche deines Babys steht der erste Besuch in der kinderärztlichen Praxis auf dem Plan.

Dein Baby hat in den ersten Wochen noch keinen Tag-Nachtrhyth-mus und du erholst dich am besten, wenn keine Routinen oder Ter-mine den Tag strukturieren. Wenn nicht um sieben Uhr morgens der Wecker läutet oder der Krankenhausalltag beginnt, ist es halb so schlimm, wenn das Baby um fünf Uhr morgens genüsslich trinken und herumgetragen werden möchte. Frühstück gibt es eben erst, wenn alle ausgeschlafen sind und wenn das um elf Uhr am Vormittag ist. Natürlich klingt das auf Dauer nicht alltagstauglich. Aber erst-mal ist es so am erholsamsten und du tankst hervorragend Kraft, um über kurz oder lang den Alltag wieder gut meistern zu können. Der wird natürlich nicht mehr ganz so sein, wie in der Zeit vor deiner Schwangerschaft, aber ein bisschen Rhythmus und Routine kehren auf jeden Fall wieder ein.

SCHWANGERSCHAFT

14. Vorsorgeuntersuchung Schwangerschaftsdiabetes

Eine Besonderheit des Stoffwechsels in der Schwangerschaft ist eine Insulinresistenz. Um den erhöhten Nährstoffbedarf des ungeborenen Kindes zu decken und dessen Wachstum zu unterstützen, entwickeln alle Schwangeren in der zweiten Schwangerschaftshälfte eine solche Resistenz. Soweit, so normal.

Der sogenannte Schwangerschaftsdiabetes (Gestationsdiabetes mellitus, kurz: GDM), hingegen ist eine Störung des Zuckerstoffwechsels, die erstmals in der Schwangerschaft diagnostiziert wird. In dem Fall ist der Körper mit dem komplexen Stoffwechselvorgang überfordert, der durch die Schwangerschaft entsteht, und der Blutzucker kann nicht ausreichend gedrosselt werden. Es kommt also zu einem übermäßigen Blutzuckeranstieg im mütterlichen Kreislauf. Da Mutter und Kind über die Nabelschnur eng verbunden sind, löst die vermehrte Zuckerzufuhr beim Ungeborenen eine Überfunktion der Bauchspeicheldrüse (Hyperinsulinismus) aus. Die Bauchspeicheldrüse des Babys springt dann als zusätzliche Insulinpumpe ein. Kinder diabetischer Mütter legen daher in der Gebärmutter massiv an Körpergewicht zu, wiegen mitunter über vier Kilo und können recht breite Schultern haben. Dadurch wird die Wahrscheinlichkeit von Geburtsverletzungen erhöht und die Geburt der kindlichen Schultern bei der Geburt schwieriger. Dadurch wird die Geburt der kindlichen Schultern bei der Geburt schwieriger und die Wahrscheinlichkeit von Geburtsverletzungen erhöht. Für diabetische Mütter steigt das Risiko, in ihrem späteren Leben Diabetes Typ 2 oder Herz-Kreislauf-Erkrankungen zu entwickeln. Für ihre Kinder besteht eine überdurchschnittliche Wahrscheinlichkeit, mit einer Unterzuckerung auf die Welt zu kommen und im späteren Leben an Diabetes Mellitus Typ 2 oder an Adipositas zu erkranken.

Zur Feststellung eines GDM wird zwischen der 25. und 28. Schwangerschaftswoche routinemäßig ein oraler Glukosetoleranztest (OGTT) durchgeführt. Zur Bestimmung des Nüchternblutzuckers wird dir eine Blutprobe aus deiner Vene entnommen. Danach musst du eine süße Lösung aus Traubenzucker trinken. Zwei weitere Blutabnahmen nach der süßen „Provokation" geben schließlich Aufschluss darüber, wie dein Körper darauf reagiert. Aus dem gewonnenen Blut wird dann der Blutzucker gemessen.

Schwanger nüchtern in ein Labor zu müssen, empfinden viele durchaus als Herausforderung. Ein flaues und mulmiges Gefühl bestimmt oftmals – auch ohne solche Pflichttermine – die Morgenstunden. Nimm dir daher eine Flasche Wasser für den Termin mit und eine kleine Jause für danach. Denn sobald die Blutabnahmen vorbei sind, darf gegessen werden und so musst du nicht mit leerem Magen nach einer Jause Ausschau halten.

Ein Gestationsdiabetes liegt vor bei einem Nüchternblutzucker von über 92 mg/dl und Blutwerten von über 180 mg/dl bei der zweiten Messung nach 60 Minuten und 153 mg/dl nach zwei Stunden. Falls bei dir ein Schwangerschaftsdiabetes festgestellt wird, lernst du, Blutzucker zu messen, und bekommst eine ausführliche Ernährungsberatung. Wenn die empfohlenen Blutzuckerwerte weiterhin immer wieder überschritten werden, kommt eine medikamentöse Insulintherapie zum Einsatz, die meist mit der Geburt des Babys wieder abgesetzt werden kann.

C. Drittes Schwangerschaftsdrittel
25. Schwangerschaftswoche bis zur Geburt

Zum Endspurt kommen dir vielleicht ein paar Schwangerschaftsstreifen in die Quere. Denn dein Bauchumfang wächst weiter, während dein Aktionsradius allmählich kleiner wird.

Klarer Fall von Rollentausch: Das Baby wird ruhiger, du dafür zappeliger. Die kindlichen Bewegungen lassen jetzt langsam nach, weil es in der Gebärmutter zunehmend enger wird. Vielleicht schläfst du jetzt schlechter oder bist nervöser und aktiver als gewöhnlich. Denn auf der Zielgeraden beschäftigen dich viele spannende Fragen rund um den Ablauf einer Geburt, wie lange sie wohl dauern wird und was ihr für das Baby besorgen solltet.

15. Nestbautrieb

Da du deinem Baby ein gemachtes Nest bieten möchtest, steuerst du nun mit ziemlicher Sicherheit auf den Höhepunkt des „Nestbautriebs" zu. Babykleidung wird gewaschen, vielleicht schon zum zweiten oder dritten Mal, weil du es gründlicher als gründlich machen möchtest. Das musst du nicht tun! Du räumst die herzigen Teilchen fein säuberlich ein und stellst den Kinderwagen schon an die „Startlinie". Verfalle jetzt nicht in einen Kaufrausch. Denn du bist gerade sowas von bereit für Herzigkeit (stimmt, das Wort gibt's gar nicht. Ich liebe und verwende es trotzdem) und hochgradig gefährdet, viel unnötiges Zeug ins Nest zu schleppen. Ein Babyfon für die Zweizimmer-Wohnung? Nicht dein Ernst!

Sind es die Hormone, die Kaufräusche auslösen? Neben der Werbung, die dich mit unwiderstehlich entzückenden Bildern und super

Slogans rumkriegt, ist es vor allem eines: Du möchtest immer nur das Beste für dein Baby. Und schon sind wir am eigentlichen Punkt angekommen: Das Beste für dein Baby bist du. Das Beste, was du schenken kannst, sind deine Zuwendung, dein Lächeln und deine bedingungslose Liebe. Davon kann dein Baby niemals genug bekommen.

Babys sind Minimalisten

Was Konsumgüter betrifft, sind Babys hingegen recht pragmatisch. Artikel aus zweiter Hand sind für sie voll ok. Vieles braucht ein Baby schließlich nur für kurze Zeit und Kleidung, eine Babybadewanne oder ein Kinderwagen können in richtig gutem Zustand in Tauschbörsen erstanden werden. Die individuellen Ansprüche werden vor allem beim Kinderwagenkauf zu einem wesentlichen Kaufkriterium. Fragen, die man sich hierbei stellen könnte, sind folgende: Ist die Babywanne leicht und bequem zu tragen? Ist der Kinderwagen geländegängig? Kleine, wendige Schwenkräder eignen sich perfekt für Shoppingtouren in der City. Bei Touren in der Natur werden Steinchen, Wurzeln oder Maulwurfshügel rasch zu mühsamen Hürden, die man nicht immer umfahren möchte. Hat der Kinderwagen im Aufzug Platz und passt er ins Auto? Apropos Auto: Wenn das Baby im Auto mitgenommen werden soll, braucht es dafür eine Babyschale oder einen Kindersitz, der rückwärtsgerichtet ist.

So wie der Kinderwagen nicht neu sein muss, kann auch das Bettchen gebraucht sein. In den ersten Monaten ist ein Beistellbettchen, das an deiner Bettseite angedockt wird, ideal oder ein Stubenwagen, der von einem Raum in den anderen geschoben werden kann. Eine neue Matratze ist in jedem Fall eine klare Empfehlung und gehört zu den Besorgungen, die vorab getätigt werden sollten. Nur so kannst du sicher sein, dass die Matratze frei von Bakterien und Pilzsporen ist. Denn diese können Reizungen der Atemwege verursachen. Schimmelpilze können sich leicht bei falscher Lagerung bilden und wenn du aus zweiter Hand kaufst, weißt du nicht, wo und wie lange die Matratze schon gelagert wurde. Vielleicht lag sie Jahre lang in einem feuchten Keller oder auf dem Dachboden.

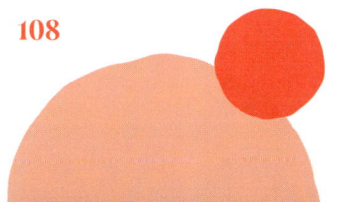

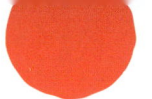

Baby und Windeln gehören zusammen: Windelwechsel, Babypflege, Babymassage, Finger- und Krabbelspiele sind Teil des Alltags mit einem Baby. All das findet am Wickeltisch statt. Er sollte eine große Liegefläche für das Baby bieten, ergonomisch an die Größe der Bezugspersonen angepasst sein und genug Stauraum für Pflege-utensilien, Windeln und Gewand haben. Eine simple Variante eines Wickelplatzes ist eine abwaschbare Auflage, die an einem x-be-liebigen, sicheren und warmen Ort aufgelegt werden kann. Not-falls auch am Boden. Findet die Auflage beispielsweise Platz auf der Waschmaschine oder einem Tisch, darf sie keinesfalls über deren Ränder hängen. Denn das birgt die Gefahr, dass das Baby ins „Leere" gelegt wird und auf den Boden fällt. Auch wenn du dir jetzt denkst, sowas passiert dir sicher nicht, glaube mir: In der Nacht oder völlig übermüdet vom Schlafentzug kann man schnell unkonzentriert sein.

Kindersicherheit sollte bei allen Utensilien großgeschrieben werden. Deshalb sollten Anschaffungen auch TÜV-geprüft sein. So gehst du auf Nummer sicher, dass die Materialen und Größenangaben der verschiedenen Dinge den Maßen entsprechen, die passend für das angegebene Alter sind.

Nimm alles, was du neu kaufst, beizeiten aus der Verpackung und schone es nicht bis zu der Geburt deines Babys in Plastikhüllen. So riechen die Sachen nicht mehr neu und Dämpfe, die aus manchen Ma-terialien entweichen, können sich verflüchtigen, bis das Baby die Sa-chen braucht. Das gilt auch, falls noch Malerarbeiten im Kinderzimmer auf dem Plan stehen. Der Duft frischer Farbe ist für Neugeborene zu intensiv, selbst wenn die Farbe von bester Qualität und ungiftig wäre.

Für größere Anschaffungen oder Spezialanfertigungen solltest du ausreichend Vorlauf und Lieferzeiten einkalkulieren, damit alles rechtzeitig da ist, selbst wenn das Baby ein paar Wochen vor dem er-rechneten Termin auf die Welt kommt. Denn der errechnete Geburts-termin gilt nur als Anhaltspunkt, pünktlich eingehalten wird er selten.

▶ Kapitel „Geburts-zeitraum" ab Seite 127

Auf die Gefahr hin wie eine echte Spielverderberin zu klingen, möchte ich nochmal betonen, dass du auf das eine oder andere Gimmick getrost verzichten kannst und bei den notwendigen Dingen stattdessen auf gute Qualität und Nachhaltigkeit setzen solltest. Windeln und Kleidung stets in der passenden Größe da zu haben, ist schließlich teuer genug.

Der Wunsch, dem Baby etwas schenken zu wollen, kann ein Ausdruck dafür sein, wie sehr sich alle auf das neue Familienmitglied freuen. Oma und Opa, Patentanten, Patenonkel und beste Freund:innen wollen einen bleibenden Eindruck hinterlassen und dabei nicht mit notwendigen Dingen wie Waschlappen, Wegwerfwindeln oder wiederverwendbaren Windelsystemen punkten. Dieses eine Stofftier, das zum eingespeichelten Liebling von einem Kind wird, kennen wir doch alle, oder? Wer möchte nicht gerne verantwortlich für die:n Freund:in fürs Leben sein? Meine Devise wäre hier: Geschenkfreigabe für das Kuscheltier, selbstgehäkelte Krabbeldecken, das erste Badetuch, für Mobiles und Spieluhren. Ein Tragetuch oder eine ergonomisch empfohlene Tagehilfe, ein Schlafsack oder die erste Bettwäsche sind ebenfalls super Geschenke und könnten auf deiner Wunschliste stehen, wenn du das Glück hast nach deinen Wünschen gefragt zu werden. Wenn dir jemand eine Freude machen möchte, ist das passende Geschenk vielleicht ein Stillkissen, dass du schon in der Schwangerschaft wunderbar als Seitenschläfer:innenkissen verwenden kannst.

Kleidung wird auch gerne geschenkt. Wenn das Baby erst hineinwachsen muss, bleibt zu hoffen, dass die Schenkenden es der Jahreszeit anpassen. Ich persönlich bin eine Anhängerin von klassischen Strampelanzügen. Denn all die bockigen Jeanshosen und Teilchen, die mit straffen Bündchen am Bauch enden, sind vielleicht herzig, in meinen Augen für ein Baby mit Nabelschnurrest oder Blähbäuchlein aber völlig ungeeignet. Ich finde auch, dass ein Baby keinen Smoking, kein Dirndl oder anders „Erwachsenen-Outfit" braucht, sondern gemütliche Kleidung, in der es strampeln und später super krabbeln kann.

Relaxen und Vorbereiten

Der gesetzlich geregelte Mutterschutz ist von Land zu Land verschieden. In Österreich und der Schweiz beginnt er acht Wochen vor dem voraussichtlichen Geburtstermin. In Deutschland sechs Wochen davor. Die neu frei gewordene Zeit soll dir Erholung bringen – so die Idee. Aber glaube mir, ich kenne viele Schwangere, die sich zu Hause dann sowas von verausgaben, dass es schonender für sie wäre, nine-to-five weiter zur Arbeit zu gehen. Sie stellen Möbel um, obwohl schweres Heben echt nichts für Schwangere ist. Sie turnen auf Leitern herum, um dem Kinderzimmer mit Mobiles und Vorhängen den letzten Schliff zu geben und verausgaben sich mehr denn je. Ich möchte dich nicht unter eine Glasglocke stellen, ehrlich nicht. Aber hey, wenn du das Gefühl hast, dass nur Leistung zählt, lasse dir sagen: „Du leistest gerade etwas ganz Großes! Du trägst ein Baby in dir und wirst es bald auf die Welt bringen. Da darfst du – ganz ohne schlechtes Gewissen – ruhig mal nichts tun."

Ein paar Handgriffe fallen sowieso auch in der Zeit des Mutterschutzes an. Du fängst langsam an, deine Tasche zu packen, und beginnst, die „Wochenbettzeit" vorzubereiten. So nennt man die ersten Wochen nach der Geburt: die Zeit der Erholung, der Regeneration und der innigen Kuschelzeit mit deinem Neugeborenen.

Kapitel „Wochenbettzeit" ab Seite 183

Damit ihr euch nach der Geburt als Familie zu Hause alle gemeinsam einigeln könnt, sollte der Rückzug vorbereitet werden und ein paar Sachen müssen besorgt werden. Vorkochen und Einfrieren helfen dir, um auch in dieser besonderen Zeit nahrhafte Lieblingsspeisen statt nur Junk-Food zur Verfügung zu haben. Auch für dich selbst solltest du langsam ein paar Dinge einkaufen. Anders als für dein Baby sind sie eher nützlich als herzig.

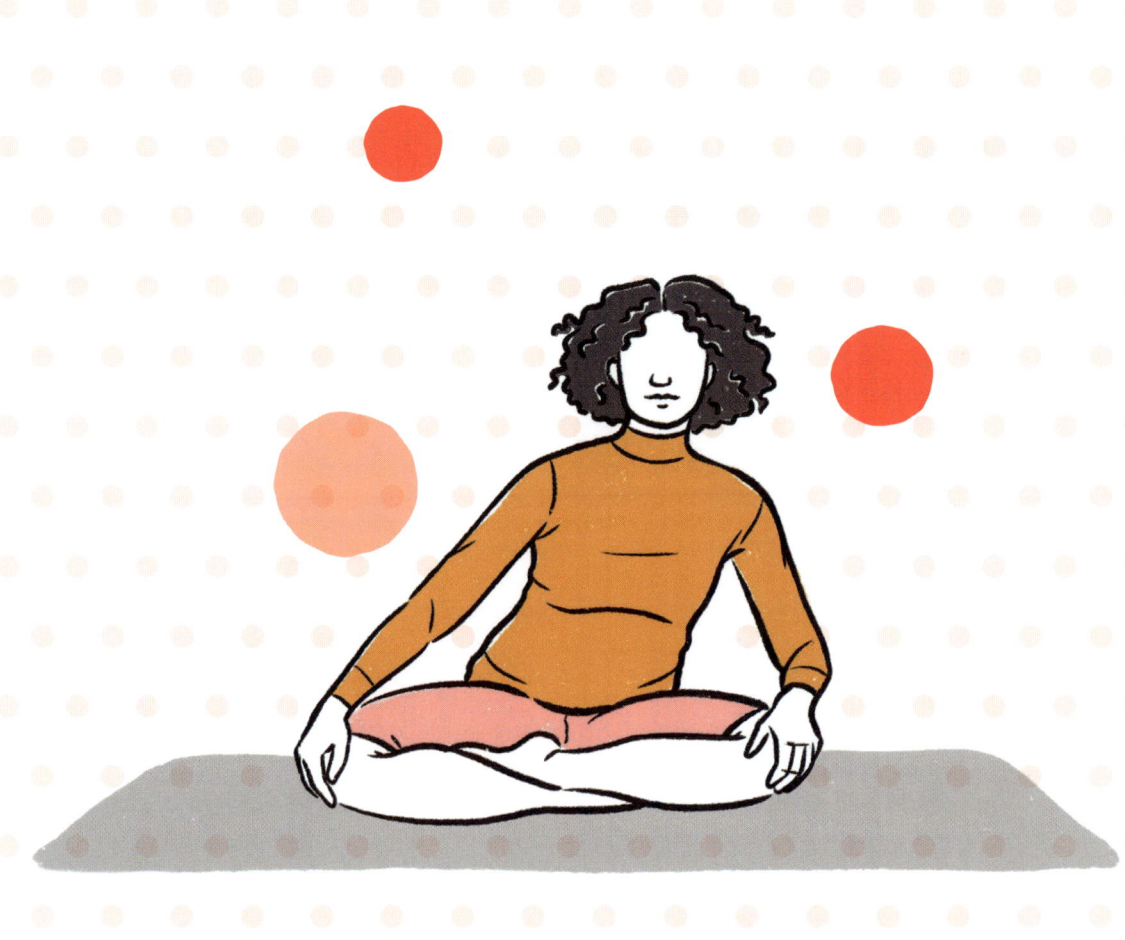

Die Sufi-Kreise

Suche dir einen Song aus, der dir gefällt und der dich entspannt. Setze dich dann an einen schönen, ruhigen Platz in einen kreuzbeinigen Sitz. Um deinen Rücken leichter aufzurichten, kannst du eine gefaltete Decke, eine Handtuchrolle oder einen Yogaklotz unter dein Steißbein legen. Deine Hände ruhen jeweils auf einem Knie und du schließt deine Augen. Lasse deine Knie sanft sinken und Atemzug für Atemzug deine Anspannung los, wenn du eine spürst. Mit jedem Einatmen holst du dir frische Energie in deinen Körper, mit jedem Ausatmen lässt du los, was du nicht mehr brauchst und was dir nicht guttut. Beginne nun, langsam mit deinem Oberkörper zu kreisen, so als ob du um deine eigene Wirbelsäule tanzen möchtest. Es sind anfangs kleine Bewegungen, die langsam größer und größer werden können. Vielleicht nutzt du den Raum vor, seitlich und hinter dir voll aus. Vielleicht bleiben es ganz kleine Bewegungen. Dein Rhythmus soll es sein. Deine kleine Pause im Alltag. Du kannst die Bewegung in dein Atemmuster einbetten und einen Halbkreis lang einatmen und einen Halbkreis lang ausatmen. Lasse, wann immer du willst, die kreisende Bewegung wieder langsamer und kleiner werden und komme in deiner Mitte zur Ruhe. Richte dich auf und spüre deinem Atem nach. Wenn du möchtest, wechsle nun die Verschränkung deiner Beine. Diese Variante wird dir ungewöhnlich vorkommen, denn wahrscheinlich hast du deine Beine bei der ersten Runde so verschränkt, wie du es 99 von 100 Malen machst. Die zweite Runde drehst du dann deinen Körper in die andere Richtung und gibst dir wieder selbst das Tempo vor.

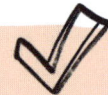

Einkaufsliste für das frühe Wochenbett

☐ bequeme, lockere Hosen mit weichem Bund

☐ Oberteile, die praktisch für das Stillen sind

☐ zwei bis drei Still–BHs in einer angemessenen Größe (sehr gut bist du hier im Fachhandel beraten)

☐ Sporttrinkflasche

☐ Großpackung Wochenbettbinden oder Inkontinenzeinmalhosen

☐ evtl. Einmalunterhosen oder Perioden–Panties

☐ Taschentücher

☐ Kräuterblutsaft

☐ Stilltees

☐ Stilleinlagen (aus Seide, Baumwolle oder als Einwegprodukt)

☐ Salbe für deine Brustwarzen (Mamillen) aus 100 % reinem Lanolin

☐ Topfen für Brustwickel oder fixfertige Topfenkompressen

☐ 100 % ätherisches Lavendelöl für einen Brustwickel

☐ Matratzenschoner oder Moltonbetteinlagen aus Biobaumwolle

Während der Geburt sollst du ausreichend trinken und darfst leichte Kost zu dir nehmen. Nimm dir daher unbedingt Proviant mit, denn ob dir das Krankenhausessen taugt, kann ich dir nicht versprechen. Ich find's so mittel. Gehe es so an, als ob du einen Marathon oder eine Bergtour planst. Verstehe die Packliste, die ich für dich gemacht habe, bitte als Ideenbringerin. Passe die Liste an deine eigenen

Bedürfnisse an und denke daran, dass deine Begleitperson auch bei Kräften bleiben und sich frisch machen können sollte. Lasse daher ein bisschen Platz für Essen, Trinken, ein frisches T-Shirt, Deodorant und eine Zahnbürste. Wenn du peu à peu einpackst, kannst du kennzeichnen, was bereits den Weg in deine Tasche gefunden hat und was du im letzten Moment noch hineingeben musst. So verlierst du nicht den Überblick und lässt nichts Wichtiges zu Hause liegen.

Packliste

☐ Schlüssel und Portemonnaie

☐ Eltern-Kind-Pass/Mutterpass

☐ Ausweise (z.B. Allergien, Blutgruppen)

☐ ggf. ausständige Befunde (z.B. Labor oder Reverse)

☐ ggf. Anmeldeformular der Klinik

Für die Fahrt

☐ für die Hinfahrt eine saugfähige Unterlage (z.B. Handtuch oder Wickelauflage), um den Autositz vor möglichem auslaufenden Fruchtwasser zu schützen

Für die Geburt

☐ Medikamente, die immer eingenommen werden müssen

☐ Hausschuhe   ☐ warme Socken

☐ Badeschlapfen   ☐ Bademantel

☐ ein paar weite T-Shirts, wenn du eigene Sachen anbehalten möchtest, (Vorteil: kein Einheitsoutfit; Nachteil: eigene Schmutzwäsche)

☐ Lieblingsmusik zur Entspannung und zum Aktivieren, evtl. Bluetooth-Lautsprecher

- [ ] Lieblingsmeditation
- [ ] Lieblingsmassageöle, Lieblingsbadezusatz, Kirschkernkissen
- [ ] ätherische Öle zur Entspannung (z.B. Rose oder Lavendel) oder Wehenanregung (Eisenkraut oder Zimt)
- [ ] Sporttrinkflasche, um in jeder Position trinken zu können
- [ ] isotonische Getränke, Getränkepulver
- [ ] Energienahrung, Soul Food, Naschzeug
- [ ] Kaugummi oder Lutschbonbons gegen einen trockenen Mund
- [ ] Lippenpflegestift gegen trockene Lippen
- [ ] ggf. Haargummi bei langen Haaren
- [ ] ggf. Brille, Kontaktlinsen, Zahnschienen, Hörgerät und Pflegemittel
- [ ] Buch oder Kartenspiel (insbesondere bei Blasensprung ohne Wehentätigkeit)
- [ ] Handy, Kamera, Ladegerät, Kopfhörer, Batterien
- [ ] Notizbuch, Stift

Für die ersten Wochenbetttage

- [ ] Unterwäsche, die nicht heikel ist, oder Perioden-Panties
- [ ] zwei gemütliche Hosen
- [ ] eine pflegeleichte Sweatshirt-Weste
- [ ] zwei Pyjamas oder Nachthemden, mit denen du gut stillen kannst
- [ ] zwei Still-BHs (nach dem Milcheinschuss wird die Brust noch Mal ein bisschen größer als in der Schwangerschaft)

- [ ] Kulturbeutel (Zahnbürste, Zahnpasta, Cremes, Föhn, Haarbürste, ph-neutrale Seife... – dein Baby liebt es, dich pur zu riechen)

- [ ] Papiertaschentücher

- [ ] Dokumente für das Standesamt herrichten: Die Geburts- urkunde wird grundsätzlich am Standesamt ausgestellt, außer ein Krankenhaus bietet den Spezialservice an, dass ein Standesbeamter vorbeikommt.

Für deine Begleitperson

- [ ] Hausschuhe
- [ ] ein frisches T-Shirt
- [ ] Kulturbeutel
- [ ] Unterwäsche
- [ ] kleine Jause/Thermoskanne mit Kaffee/Energiedrinks/ Süßigkeiten

Für Babys Heimweg

- [ ] Body
- [ ] Strampler
- [ ] ein Paar Socken
- [ ] Jäckchen (in der kalten Jahreszeit ein weiteres warmes Jäckchen oder einen Overall)
- [ ] in der kühlen Jahreszeit: Mützchen
- [ ] Kuscheldecke
- [ ] Baumwollwindel „Spuckwindel"
- [ ] Babyschale fürs eigene Auto oder Taxi

Meine persönlichen „Must-haves"

_____

_____

_____

16. Damm

Der Damm (Perineum) ist eine Körperstelle, die dazu verdammt ist, normalerweise sehr wenig bis keine Beachtung zu bekommen. Kaum jemand kennt seine anatomische Bezeichnung, und auch sonst führt er ein Leben in Verborgenheit, zwischen After und Scheideneingang gelegen. Dort wird er von Teilen der Beckenbodenmuskulatur gebildet. Spätestens in der Schwangerschaft stolpern die meisten sprichwörtlich über den Damm. Denn die Befürchtung die Geburt könnte eine Geburtsverletzung mit sich bringen, kommt nun vielen in den Sinn. So ist es sicherlich entlastend zu hören, dass Geburtsverletzungen meist gut verheilen, der Damm auf die bevorstehende Dehnung vorbereitet werden kann und nur in wenigen Ausnahmefällen ein Dammschnitt gemacht wird. Ist er tatsächlich notwendig, weil es für das Baby wichtig ist, die Geburt zügig hinter sich zu bringen, geschieht das am Höhepunkt der Wehe, wenn das Gewebe nur minimal durchblutet und daher kaum schmerzempfindlich ist.

Stärkung des Beckenbodens: Übung auf Seite 54

In seinem Normalzustand erscheint der Damm mit rund zwei Zentimetern sehr niedrig. Während der Geburt wird er aber ausgedehnt und erreicht etwa zehn bis 15 Zentimeter Höhe. Das kannst du dir ähnlich vorstellen wie das Auswalken eines Strudelteigs. Durch den Druck des Nudelholzes wird der Teig dünner und zugleich größer. Zu stark ausgewalkt, bekommt er allerdings Risse. Ganz ähnlich verhält sich auch der Damm in der letzten Phase der Geburt, wenn das Baby kräftig auf den Beckenboden drückt. Grundsätzlich ist Gewebe elastisch und kann auf die Dehnung vorbereitet werden. Wird der Damm zu sehr beansprucht, können Einrisse entstehen.

Die wirksamste Methode, um Dammverletzungen vorzubeugen, sind Beckenbodenübungen. Um dich mit deinem Damm zu befassen, kannst du zudem ab der 35. Schwangerschaftswoche ab und zu für fünf Minuten eine Dammmassage als Selfcare-Ritual einplanen, bei der Körperpflege oder beim Sex. Dafür brauchst du nicht viel: saubere Hände, ein Dammmassageöl oder Gleitgel. Führe deine (eingeölte) Daumenspitze in die Vagina ein und massiere mit deinen

SCHWANGERSCHAFT

restlichen Fingerspitzen in kreisenden Bewegungen von außen deinen Damm. Etwa eine Minute lang wandern deine Finger auf einem imaginären Zifferblatt von drei nach neun Uhr. Dabei kannst du den Druck langsam erhöhen. Anschließend massiere mit einer Pendelbewegung den Damm entlang, bevor du ihn zum Abschluss mit dem Daumen von innen nach außen wölbst. Diese Dehnung – die nicht schmerzhaft, aber spürbar sein sollte – wird Zentimeter für Zentimeter den Damm entlang durchgeführt. Nimm bei Gelegenheit einen kleinen Spiegel zur Hand und schaue dir den Bereich mal genauer an.

17. Beckenendlagen

Ich drehe mir die Welt, wie sie mir gefällt. Oh, ja! In der Schwangerschaft turnt das Baby in der Gebärmutter herum, liegt mal quer, mal macht es einen Kopfstand und dann wieder nicht. Bis zur 34. Schwangerschaftswoche ist daher jede beobachtete Position des Babys, die man zufällig bei einer Ultraschalluntersuchung sieht oder die die Hebamme über den Bauch ertasten kann, eine Momentaufnahme, die sich wieder verändern kann.

In den meisten Fällen stellen Babys schon vor der Geburt alles auf den Kopf, allen voran sich selbst. Denn 94 von 100 Kindern bringen sich am Ende der Schwangerschaft in der Gebärmutter mit dem Kopf nach unten in Stellung, quasi in die „Pole-Position" für eine vaginale Geburt. Die wenigen Kinder, die mit dem Popo voran im mütterlichen Becken sitzen, stellen ihre Eltern vor die Aufgabe, sich ausführlich dazu beraten zu lassen, ob eine vaginale Geburt möglich oder ein Kaiserschnitt ratsam wäre. Zum Glück legt sich ein Kind nur sehr selten gänzlich quer (Querlage) und gibt damit ein klares Statement gegen eine vaginale Geburt ab. Von außen sieht der Schwangerschaftsbauch dann untypisch aus. Er reicht in so einem Fall auch am Ende der Schwangerschaft nur wenig über den Nabel und beult sich seitlich mächtig aus. Kinder, die bei Wehenbeginn quer zur Längsachse ihrer Mütter liegen, müssen immer mit einem Kaiserschnitt auf die Welt gebracht werden.

Babys, die sich gegen Ende der Schwangerschaft einfach gemütlich ins Becken setzen, anstatt einen Kopfstand zu machen, bezeichnet man als „Beckenendlagen" oder „Steißlagen". Je nachdem, wo das Baby seine Füßchen in der Gebärmutter unterbringt, werden sie unterschiedlich bezeichnet: Bei einer reinen Steißlage sind beide Beinchen oder zumindest eines hochgeschlagen, eine Steiß-Fuß-Lage kannst du dir als hockende Position vorstellen und manchmal kniet das Baby in der Gebärmutter. Fußlagen und Knielagen sind für vaginale Geburten allerdings nahezu unmöglich.

Beckenendlagengeburten verlaufen die längste Zeit wie eine normale Geburt. Der wesentlichste Unterschied liegt in der letzten Geburtsphase, die aufgrund der ungewöhnlichen Kindeslage andere Herausforderungen mit sich bringt. Um eine gute Entscheidung treffen zu können, was für eine Art von Geburt nun für dich und das Baby am besten ist, ist ein ausführliches Aufklärungsgespräch superwichtig. Idealerweise wird dir nicht nur Für und Wider aufgezeigt, sondern du selbst erzählst von deiner medizinischen Vorgeschichte, deinen Erwartungen und Wünschen. Von deinen Ängsten, Sorgen und deinen Wertvorstellungen.

Normalerweise dehnt der größte Kindesteil, also das kindliche Köpfchen, die Geburtswege vor und wird als erstes geboren. Dreht sich das Baby bis zur Geburt nicht kopfüber, ist es genau umgekehrt. Zuerst passiert der Körper des Babys den Geburtskanal und der größte Teil, also der Kopf, kommt erst zum Schluss. Da diese Art der Geburt als ‚Abweichung' definiert wird, muss dabei immer ein Facharzt oder eine Fachärztin für Geburtshilfe anwesend sein. Spezielle Handgriffe helfen, dass das Baby innerhalb von zwei bis drei Minuten das Licht der Welt erblickt.

Wenn dein Baby sich gegen Ende der Schwangerschaft nicht mit dem Kopf nach unten dreht, solltest du dir Gedanken über den passenden Geburtsort machen. Eine Hausgeburt oder Geburt im Geburtshaus ist damit ausgeschlossen und nicht in jedem Krankenhaus werden Beckenendlagegeburten vaginal durchgeführt. Wenn du dir eine vaginale Geburt wünschst, solltest du daher in deiner ausgewählten Geburtsklinik abklären, ob grundsätzlich Beckenendlagengeburten vorgenommen werden. Im Falle einer Absage lasse dir bitte eine Alternative empfehlen. Die Kliniken in deiner Nähe sind alle so gut vernetzt, dass dir sicher gut weitergeholfen werden kann. Passend für dich sind in dem Fall geburtshilfliche Abteilungen, in denen zu jeder Tages- und Nachtzeit ein erfahrenes geburtshilfliches Team und eine adäquate kinderärztliche Versorgung zur Verfügung stehen und Beckenendlagengeburten zur Routine gehören. Vereinbare einen Termin für ein ausführliches Aufklärungsgespräch, um über das zu erwartende Procedere zu sprechen. Bis zur Geburt dauert es schließlich nicht mehr allzu lange und wenn du die Abläufe genauer kennst, fühlst du dich sicherer und verstehst, was geschieht, wenn du gebärst.

Moxen und äußere Wendung

Wenn sich dein Baby bis zur 34. Schwangerschaftswoche nicht kopfüber in der Gebärmutter eingerichtet hat, bleibt noch Zeit, es mit speziellen Lagerungen und mit Hilfe der Moxibustion (kurz: „Moxen"), in die beste Ausgangslage für eine vaginale Geburt zu „bitten". Bei der Moxibustion, einer Methode aus der traditionellen chinesischen Medizin, wird mit einer glimmenden Zigarre aus gepresstem Beifußkraut ein Akupunkturpunkt am Nagelfalz deiner kleinen Zehe (Blase 67) mittels Wärme stimuliert. Keine Sorge, die Glut kommt niemals an deiner Haut an! Sie wird nur über deinen Körper gehalten und mit der Strahlungswärme gearbeitet. Manche Hebamme schaukeln vor dem Moxen das mütterliche Becken mit einem Tuch (Rebozo-Technik) damit sich die Schwangere gut entspannen kann und das Baby angeregt wird, sich in eine günstigere Position zu drehen. Cool, oder?

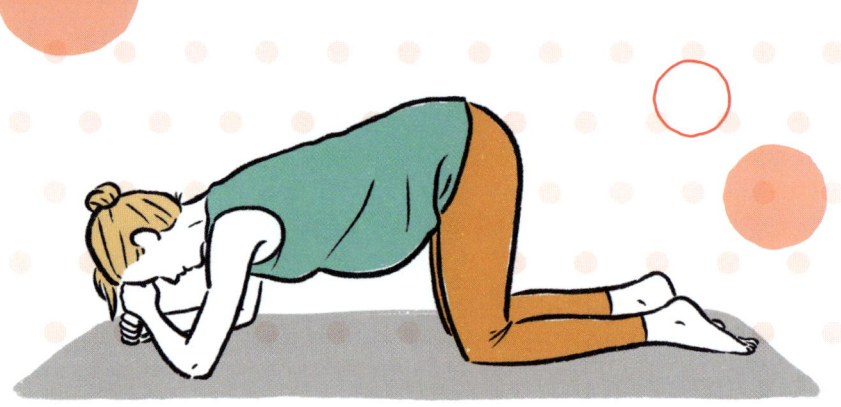

Knie-Stirn-Lage (Tönnchenstellung nach Heller)

Wenn dein Baby sich ins Becken gesetzt hat, lagerst du dich idealerweise mehrmals am Tag für eine optimale Entspannung deines Unterbauches in der Knie-Stirn-Position. Komme dafür in den Vierfüßlerstand und senke deinen Oberkörper ab. Dein „Herz" sinkt weich in Richtung Boden. Lege deine Stirn auf deinen übereinander gestapelten Fäusten ab. Schiebe dir eine Decke unter die Knie, um es fein zu haben. Lasse mit jeder Ausatmung Weite in deinem Brustkorb und eine angenehme Dehnung zwischen deinen Schulterblättern entstehen. Achte darauf, dass dein Becken über deinen Knien bleibt. Atme tief ein und aus und halte die Position, solange sie dir angenehm ist.

Mit Hilfe dieser Übung kann dein Baby ein bisschen aus dem Becken rausrutschen und bekommt den notwendigen Bewegungsspielraum, um einen Purzelbaum zu schlagen. Nimm die Position am besten ein, wenn dein Baby aktiv ist und du spürst, dass es sich viel bewegt. Dann hat es ohnedies gerade Turnstunde und macht nicht gerade ein Schläfchen. Wenn du die Position mindestens fünf Minuten hältst, ist das schon super. Wenn du es 15 oder 20 Minuten angenehm findest, bleibe gerne so lange in der Position.

Die **äußere Wendung** ist ebenfalls eine Überlegung wert. Hierbei versuchen eine erfahrene Geburtshelferin oder ein erfahrener Geburtshelfer etwa in der 37. und 38. Schwangerschaftswoche, das Baby von außen umzudrehen. Durch Druck auf den Unterbauch wird der Popo des Babys aus dem Becken geschoben und mit der anderen Hand das Köpfchen zu einem Vorwärts- oder Rückwärts-purzelbaum bewegt. Meist wird vor dem Wendeversuch ein wehen-hemmendes Medikament verabreicht, damit die Gebärmutter ganz entspannt bleibt. Die Nebenwirkung dieses Mittels ist, dass das Herz schneller zu schlagen beginnt. Da man ohnedies schon auf-geregt ist, tut es gut zu wissen, dass das Herzklopfen nicht allein von der eigenen Nervosität kommt, sondern dass es medikamentös bedingt ist.

Bei etwa der Hälfte aller Versuche hat das Baby mit etwas Hilfe den Dreh tatsächlich raus und bleibt bis zur Geburt mit dem Kopf nach unten liegen. Wenn das Baby sehr groß ist, bei einer geringen Fruchtwassermenge oder einer „Plazenta praevia" oder „Vorder-wandplazenta" kann dieser Versuch nicht unternommen werden.

siehe „Plazenta praevia" auf Seite 44

18. Wann geht's los?

In den vergangenen Wochen ist deine Gebärmutter sprichwörtlich über sich hinausgewachsen. Um deinem Baby seine Entwicklung und sein Wachstum zu ermöglichen, ist aus dem birnenförmigen, dickwandigen Hohlorgan, das normalerweise winzige sieben bis zehn Zentimeter groß und nur etwa 50 Gramm schwer ist, ein beachtlicher Lebensraum geworden.

Während der Schwangerschaft ist der obere Teil der Gebärmutter (Fundus) weich und auf Ausdehnung eingestellt. Ihr unterer Bereich (unteres Uterinsegment und Gebärmutterhals) ist fest und auf Halten und Tragen eingestellt. Für eine entspannte Muskulatur der Gebärmutter sorgt das Hormon Progesteron. Schließlich soll die Gebärmutter stillhalten und nicht zu früh mit Kontraktionen beginnen, um keine Frühgeburt auszulösen. Lediglich für den Blutfluss zur Plazenta zucken und arbeiten ihre Muskelzellen immer wieder kurz und unregelmäßig. Diese Minikontraktionen sind einerseits lokal begrenzt (Alvarez-Wellen), anderseits dehnen sie sich über die gesamte Gebärmutter aus (Braxton-Hicks).

Am Ende der Schwangerschaft nimmt allmählich die Wirkung vom Progesteron ab und dein Körper schüttet mehr und mehr Östrogene aus. Damit regst du die Rezeptoren an, die wiederum die Produktion von Prostaglandin ankurbeln. Dieser Botenstoff bewirkt, dass der untere Bereich deiner Gebärmutter und dein Muttermund weicher werden und dieser sich allmählich öffnen kann. Das kindliche Köpfchen, manchmal auch der Popo, sinkt nun tiefer und nimmt mit deinem Becken Beziehung auf. Dein Baby positioniert sich gleichsam an der Startlinie. Schließlich geht es jetzt bald los!

Von außen sichtbar und für dich deutlich spürbar wird das durch das Absinken deines Bauches, der sich bis in die 36. Schwangerschaftswoche zum Höchststand knapp unterhalb deines Brustbeinspitze hochgeschoben hat. Die Erleichterung, endlich wieder freier durchatmen zu können, macht das Warten deutlich erträglicher.

Fragen wie „Wann geht's endlich los?" und „Wie weiß ich tatsächlich, ob es Wehen sind?" werden jetzt immer drängender, so auch das Gefühl des ständigen Harndrangs. Das Platzangebot in der Gebärmutter wird nämlich täglich weniger und dein Baby und viele deiner Organe rücken immer näher zusammen.

Schleimpfropf und Zeichnungsblutung

In der letzten Phase des „Ausbrütens" geht der sogenannte Schleimpfropf ab, der deinen Gebärmutterhals als natürliche Barriere vor aufsteigenden Keimen verschlossen gehalten hat. Nicht selten wird dieser Vorgang von etwas Blut begleitet. Dieses erste Zeichnen kann sich ein paar Tage vor Einsetzen der ersten Geburtswehen zeigen. Der Schleimabgang kann auch unbemerkt bleiben, wenn er beispielsweise bei einem Toilettengang passiert. Verflüssigt sich der Schleim besonders stark, lässt er sich manchmal von einem vorzeitigen Blasensprung nicht sicher unterscheiden. Wenn du diesbezüglich unsicher bist, solltest du zu einer Kontrolle zu deiner Hebamme oder ins Geburts- oder Krankenhaus gehen.

Bauchgrummeln und Unruhe

Ebenfalls Vorboten der Geburt sind eine Gewichtsabnahme infolge vermehrter Urinausscheidung und ein hyperaktiver Darm. Nicht selten kündigt sich die Geburt nämlich durch Durchfall an. Die aktive Darmperistaltik regt die Gebärmuttermuskulatur an und oft folgen auf die natürliche Darmreinigung die ersten Wehen.

Selbst wenn du deine Schwangerschaft in vollen Zügen genießen konntest, wird irgendwann eine Zeit kommen, in der du spürst, dass du jetzt voll und ganz bereit bist und dass dein Baby endlich kommen darf. Vielleicht bist du ein bisschen zappeliger, gereizter und empfindlicher als bisher. Das ist normal und tatsächlich ein gutes Zeichen dafür, dass du geburtsbereit bist.

Blasensprung

Am wichtigsten ist das Fruchtwasser für dein Baby in der Schwangerschaft. Es schützt vor Stößen und unterstützt die Entwicklung der Lungen. Außerdem kann dein Baby sich in seinem „Schwimmbecken" mühelos bewegen. Wenn die Fruchtblase nicht mehr hält und Fruchtwasser ausrinnt, macht das rund um den Geburtstermin nichts aus. Das kommt bei etwa jeder vierten Geburt vor und in diesem Fall zählt der Blasensprung als Zeitpunkt des Geburtsbeginns.

Selbst, wenn du noch keine Wehen hast, informiere deine Hebamme oder kläre im Geburts- oder Krankenhaus ab, ob du noch ein Weilchen zu Hause bleiben kannst oder gleich losfahren sollst. Das wird bei einem Blasensprung ohne Wehentätigkeit nämlich ganz unterschiedlich gehandhabt. Zwölf Stunden nach dem Blasensprung wird dir jedenfalls eine Antibiotikainfusion empfohlen, um dein Baby vor Infektionen zu bewahren. Die Fruchtblase, die bisher Schutz deines Babys vor aufsteigenden Keimen war, ist jetzt durchlässig. Mit Hilfe der Infusion spannst du also in gewisser Weise einen Ersatz-Schutzschirm auf.

Manche fragen sich, ob sie einen Blasensprung übersehen können, denn der Abgang des Fruchtwassers kann auch nur tröpfchenweise erfolgen. Es wird dann ein bisschen feucht zwischen den Beinen. Das kann auch stark verflüssigter Schleim sein, der aus deiner Scheide rinnt oder es sind ein paar Tropfen Harn, weil der Beckenboden überlastet ist und ein Päuschen macht, anstatt zu halten. Bei einem Blasensprung tröpfelt oder läuft das Fruchtwasser oft nicht nur einmal ab, sondern immer wieder in kleinen Portionen. Wenn du unsicher bist, was Sache ist, würde ich es abklären lassen. Es ist nichts dabei, wegen so etwas ins Krankenhaus zu fahren. Dort wird die Hebamme ein Testverfahren anwenden, um das Fruchtwasser auf deiner Slipeinlage von anderen Körperflüssigkeiten klar unterscheiden zu können.

Früher hat man allen Schwangeren mit einem vorzeitigen Blasensprung empfohlen, sich hinzulegen und einen Liegendtransport zu organisieren. Vielleicht kennst du solche Erzählungen von deiner Mama oder von anderen, die schon Kinder haben. Die Empfehlung gilt so streng nicht mehr. Wenn das Fruchtwasser jedoch wie ein Schwall gekommen ist, dein Baby mit dem Popo im Becken sitzt oder du mehrere Babys erwartest, gilt sie noch.

Meist kommen die ersten Wehen innerhalb der folgenden zwölf Stunden. Wenn nicht, wird 24 Stunden nach dem Blasensprung mit einer medikamentösen Geburtseinleitung begonnen. Die Zeit, bis die Wehen einsetzen, vergehen viel eher wie im Fluge, wenn du Dinge tust, die dir guttun und die du magst. Du kannst beispielsweise weiterschlafen, spazieren gehen, spielen, Serien schauen, duschen und baden, essen, trinken. Dir fällt sicher etwas Passendes ein.

Wenn der Blasensprung vor der 37. Schwangerschaftswoche eintritt, gelten andere Regeln. Bei einem sogenannten frühzeitigen Blasensprung verständige die Rettung und lasse dich unverzüglich liegend in ein Krankenhaus mit Kinderabteilung bringen.

19. Geburtszeitraum

Rein rechnerisch liegt der Geburtstermin 280 Tage nach dem ersten Tag der letzten Menstruationsblutung, genauer gesagt 266 Tage nach dem Tag deines Eisprungs, also jenes Tags, an dem deine Eizelle bereit für die Befruchtung war. In Wochen ausgedrückt entwickelt sich dein Baby – wenn es nicht früher oder später auf die Welt kommt – also 38 Wochen lang in deiner Gebärmutter.

Die genaueste Möglichkeit, den Zeitpunkt der Geburt vorauszusagen, ist die Vermessung des Babys zwischen der siebten und achten Schwangerschaftswoche mittels Ultraschalls. Dieses Ergebnis stimmt wesentlich häufiger mit dem tatsächlichen Geburtstermin überein als der errechnete Termin. Der Geburtstermin ist ohnedies nur ein Richtdatum und man spricht eher von einem Geburtszeitraum.

Lediglich jedes fünfundzwanzigste Kind hält sich exakt an den festgeschriebenen Termin.

Frühgeburten

Kinder, die zum Zeitpunkt ihrer Geburt die 37. Schwangerschaftswoche noch nicht vollendet haben, werden als Frühgeburten bezeichnet. Es sind rund sieben Prozent. Manche kommen nur wenige Tage vor dem errechneten Termin auf die Welt, andere viele Wochen. Je früher, umso unreifer ist ein Baby bei seiner Geburt. Mittlerweile gelingt es schon, Frühgeborene ab der 24. Schwangerschaftswoche am Leben zu erhalten. Zu diesem Zeitpunkt beträgt das Körpergewicht erst 500 Gramm und die inneren Organe und Augen sind noch sehr unreif. Mit ihren winzigen Körpern wirken die Frühgeborenen zerbrechlich. Zugleich sind die kleinen Geschöpfe meist Kämpfernaturen mit großem Lebenswillen. Aufgrund ihrer Unreife brauchen Frühgeborene eine besondere medizinische und pflegerische Betreuung und daher unbedingt ein Krankenhaus mit einer Neonatologie. Sie ist ein eigenständiges Teilgebiet der Kinderheilkunde und widmet sich ausschließlich Neugeborenen.

Die meisten Frühgeburten sind die Folge vorzeitiger Wehentätigkeit, manchmal mit und manchmal ohne Blasensprung, die beispielsweise aufgrund von Infektionen, Entzündungen oder Gefäßerkrankungen ausgelöst wird. Gehe zu deinen regelmäßigen Kontrollen und wann immer dir etwas eigenartig vorkommt, du Schmerzen oder Blutungen hast, zögere nicht, das unverzüglich abklären zu lassen.

Last Call für Unpünktliche

Eine Überschreitung des Geburtstermins ist kein Grund zur Sorge. Trödelt das Baby, werden die Kontrollen ab dem errechneten Geburtstermin engmaschiger. Die Zeit ist reif! Das Baby ist es längst. Nutzte die zugewonnenen Abende, um auf dem Sofa zu chillen, nochmal ins Kino oder essen zu gehen. Die Gebärmutter ist die beste Babysitterin! Wenn du es mit alternativen Methoden der Geburts-

versuchen möchtest, solltest du wissen, dass die Studienlage diesbezüglich dünn gesät ist, und es wenig aussagekräftige Beweise zu der Wirksamkeit von Akupressur, Aromatherapie, Einläufen, Geschlechtsverkehr oder Nelkenöltampons gibt. Einen Versuch ist es trotzdem wert.

TIPP:
Nelkenöltampons

Wenn dein Geburtstermin seit über einer Woche überschritten ist, kannst du dir in der Apotheke eine Mischung aus 50 Tropfen Nelkenblätteröl auf einem Basisöl von 30 ml Mandelöl herstellen lassen. Von dieser Ölmischung träufelst du fünf Tropfen auf einen Tampon, führst ihn in die Scheide ein und lässt ihn etwa eine Stunde einwirken. Diesen Vorgang wiederholst du alle sechs Stunden. Warte ab, was passiert. Vielleicht bringst du damit die Wehen in Gang.

TIPP:
Wehenanregende Öle

Mit wehenanregenden ätherischen Ölen könntest du dir eine Bauchmassage gönnen. Mische dafür 10 ml Mandelöl mit je zwei Tropfen Zimtöl, Nelkenöl und Eisenkrautöl und massiere deinen Bauch so, wie du es als angenehm empfindest.

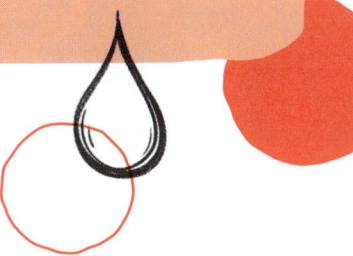

Sieben, zehn, allerspätestens vierzehn Tage nach dem errechneten Geburtstermin hat das Warten jedenfalls ein Ende und es wird mit Hilfe von Medikamenten oder Minidilatatoren die Reifung des Gebärmutterhalses angeregt. Das fördert die eigene Prostaglandinausschüttung, mit deren Hilfe der Muttermund, so nennt man den Gebärmutterhals unter der Geburt, weicher gemacht und aufgelockert wird. Sie bewirkt schließlich die Sendung des Impulses an das Gehirn, mit der Wehenaktivität zu beginnen. Bei einem geburtsreifen Befund des Gebärmutterhalses kann ein „Wehentropf" – eine Infusion mit synthetischem Oxytocin – zum Einsatz kommen.

Wenn dir jemand einen Wehencocktail anbieten möchte, lasse bitte unbedingt die Finger davon. Rizinusöl, der Hauptbestandteil des Trunks, wirkt über Prostaglandin-Rezeptoren der Muskelzellen in der Gebärmutter und des Darms. Auf diese Weise wirkt der Cocktail stark abführend und löst neben allen Symptomen, die du von starkem Durchfall vielleicht kennst, auch Kontraktionen der Gebärmutter aus. Sie können in diesem Fall überschießend ausfallen und einen Wehensturm auslösen. Wenn das passiert, folgt eine Wehe auf die nächste und du und dein Baby habt keine oder nur Minipausen, um euch zu erholen.

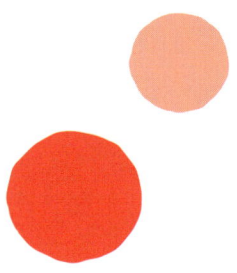

Kennst du das? Du nimmst einen Geruch wahr und plötzlich kommt dir eine Erinnerung in den Sinn. Du tauchst tiefer und tiefer in die Erinnerung ein und verbindest mit dem Geruch ein altbekanntes Gefühl. Oft tut sich dann eine ganze Geschichte auf. Du kannst die Nase voll davon haben oder es fühlt sich super an, weil der Duft eine positive Erinnerung wachruft.

GIBT ES EINEN GERUCH, BEI DEM DU DICH BLITZSCHNELL WOHLFÜHLST?

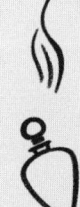

_____

_____

_____

_____

Unser Geruchssinn hat auch eine schützende Funktion. Wir lassen uns im Alltag nämlich mehr an unserer Nase herumführen, als du vielleicht denkst. Wir riechen, ob Lebensmittel verdorben sind und wann der Kuchen im Backrohr fertig ist. Wenn dein Baby auf der Welt ist, wirst du dich bestimmt dabei beobachten, wie du an seiner Windel riechst und es nur an Orten schlafen lassen willst, an denen es nicht nach Qualm riecht oder Abgase durch das Fenster hereinziehen. Vor allem aber wirst du den Geruch deines Babys lieben. Ihr erkennt euch gegenseitig blindlings am Geruch und versteht euch ohne Worte.

Das alles funktioniert deshalb so unmittelbar, da dein Geruchssinn mit deinem limbischen System im Gehirn verbunden ist, in dem Emotionen, Instinkte und Triebe verankert sind. Es steht mit dem Hypothalamus in Verbindung, in dem unsere Erinnerungen schlummern. Was unterbewusst funktioniert, kannst du bewusst für dich nutzen und durch Düfte kannst du dir eine Wohlfühlatmosphäre erschaffen.

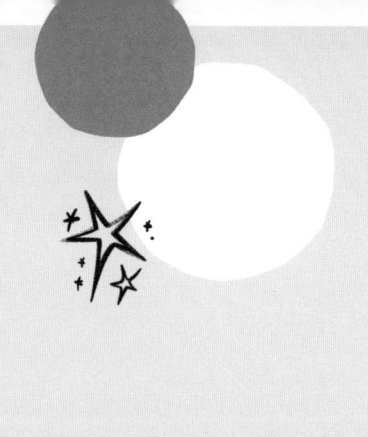

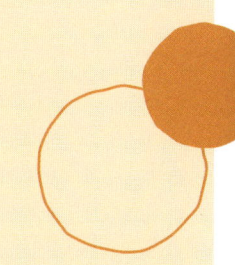

GEBURT

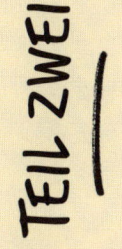

TEIL ZWEI

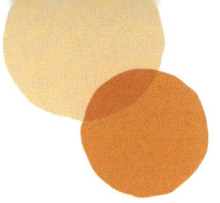

GEBURT

Ein Prozess über Stunden

Wenn ein neues Lebewesen auf die Welt kommt, scheint die Zeit für einen Moment stillzustehen. Ein magischer Moment!

Ich möchte dir an dieser Stelle von einem Geburtserlebnis erzählen, das ich auf dem Bergbauernhof erleben durfte, den ich mir zum Schreiben dieses Buches ausgesucht hatte. Am Tiefpunkt meiner Schaffenskrise passierte etwas Wunderbares und sehr Reales. Ich wurde von meinem Gastbauern zur Geburt eines Kälbchens gerufen. Obwohl ich schon so viele Menschenkinder auf die Welt kommen gesehen hatte, war ich fasziniert von der Natürlichkeit dieser Geburt: Niemand musste helfend eingreifen, kein einziges Medikament wurde verabreicht und natürlich gab es für das Muttertier keinerlei Anleitungen. Es wusste intuitiv, was zu tun war, und die Geburt war das Natürlichste der Welt.

Nachdem das Kälbchen geboren war, begann die Mutter es abzuschlecken. Hingebungsvoll und immer „gegen den Strich". Das, was wir meist negativ assoziieren – „mir geht etwas gegen den Strich" – und was bekanntlich meint, dass etwas schiefläuft, war genau das, was das Kälbchen brauchte. Belebend! Aktiviert durch die mütterliche Zuneigung versuchte das Jungtier unermüdlich aufzustehen. Ich sah sehr lange dabei zu, wie ihm immer wieder der Boden unter den Füßen weggerissen wurde, es aber nicht aufgab und sich immer wieder hochstemmte. Mit einem Mal stand es dann auf seinen wackeligen Beinchen und fiel nicht mehr um. Wundervoll!

Vielleicht hilft dir die Geschichte, um die Geburt als Interaktion zwischen dir und deinem Baby zu begreifen.

> Geboren wird nicht nur das Kind durch die Mutter, sondern auch die Mutter durch das Kind.
>
> *Gertrud von le Fort*

Es ist kein Zufall, dass ich dich immer wieder an deine Selbstfürsorge erinnere und dir Fragen stelle, die dich inspirieren möchten, über deine Persönlichkeit in all ihren Facetten und Entwicklungsprozessen nachzudenken. Ich habe dich daher beispielsweise gefragt, was dich im Laufe deines bisherigen Lebens geprägt hat, wovon du träumst, was dir guttut oder was du bewusst verändern möchtest.

Weißt du, was eine Metamorphose ist? Es ist eine Umgestaltung.

Eine Verwandlung. Ich nenne die persönliche Veränderung auf dem Weg zur Mutterschaft dementsprechend „Mamamorphose". Das ist eine Wortkreation, die für die unzähligen körperlichen, hormonellen und psychischen Prozesse des Körpers von der Einnistung einer befruchteten Eizelle über die Monate der Schwangerschaft bis zum Einfinden in eine gänzlich neue Rolle und in die Identität der Mutterschaft steht.

Ein ähnlicher Prozess, also eine Art „Wiedergeburt", fand schon einmal in deiner Pubertät statt. In dieser Phase deines Lebens blieb hormonell und emotional ebenfalls kein Stein auf dem anderen. Sieh dir bei Gelegenheit Fotos aus dieser Zeit an. Was du damals gefühlt hast, kannst du mit Abstand bestimmt sehen. Du bist in dieser Zeit förmlich in eine neue Haut geschlüpft und hast dein kindliches Aussehen gegen das deines erwachsenen Ichs getauscht. Körperlich und mental bist du gewachsen und vielleicht hat sich in dieser Zeit die Beziehung zu deinen Eltern geändert. Denn du wurdest in der Pubertät von einem Kind zu einem erwachsenen Menschen.

Jetzt, wo du selbst dein eigenes Kind erwartest, wirst du in die nächste Sphäre katapultiert. Obwohl du immer das Kind deiner Eltern bleiben wirst – auch über ihren Tod hinaus –, wird sich dein Dasein anders anfühlen, wenn du selbst diese Rolle einnimmst und nicht länger die jüngste Generation deiner Familie repräsentierst.

Ich wünsche dir Menschen um dich herum, mit denen du über deine Gedanken und Gefühle in Bezug auf diese große und auch aufwühlende Zeit der persönlichen Veränderungen sprechen kannst. Menschen, die dich liebevoll begleiten und unterstützen. Ich hoffe so sehr, dass das Wissen über die sensible Prägungsphase in der Schwangerschaft und die große Leistung der Elternschaft mehr und mehr dazu führen, dass unsere Gesellschaft besonders wertschätzend und rücksichtsvoll mit Eltern umgeht.

Erinnerst du dich noch an den Prozess, der für mich am Anfang des Schreibens von diesem Buch stand? An meine Zerrissenheit zwischen der virtuellen Welt und dem echten Leben und dem Performancedruck, den ich verspürte?

KENNST DU ETWAS VON DIESEN GEFÜHLEN, ÄNGSTEN UND ZWEIFELN?

Hör mal in dich rein

1. Wehenbeginn: Bauchgefühl statt Stoppuhr

Sobald dein Baby durch die Ausschüttung von Hormonen auf den Startknopf für die Geburt gedrückt hat, wirken sich die hormonellen Impulse seitens deines Babys unmittelbar auf deine Hormonproduktion aus und dein Körper beginnt Wehen zu produzieren. Wie der Geburtsbeginn genau ausgelöst wird, ist noch nicht gänzlich geklärt. Hormone sind jedenfalls, wie so oft bei komplexen Prozessen unseres Körpers, beteiligt.

Am Ende der Schwangerschaft produziert die Nebenniere des Babys Cortisol und DHEAS (Dehydroepiandrosteron-Sulfat). Sie werden in der Plazenta in Östrogen umgewandelt und gelangen von dort in deinen Blutkreislauf. Der höhere Östrogenspiegel ist für deinen Körper das unmissverständliche Signal, das Hormon Oxytocin zu produzieren. Es ist das eigentliche wehenfördernde Hormon, von dem rund um die Geburt superviel im Spiel ist. Cortisol hilft deinem Baby, sich auf seinen ersten Atemzug und das Leben außerhalb der Geborgenheit der wohltemperierten Gebärmutter anzupassen. Damit die Nebenniere deines Babys überhaupt Cortisol und DHEAS produziert, kommt an dieser Stelle noch – und dann lasse ich es mit den Erklärungen zu den Hormonen wieder gut sein – das Corticotropin-Releasing-Hormon, kurz CRH, ins Spiel. Es wird von der Plazenta und deiner Gebärmuttermuskulatur gebildet und ist an der Kontraktionsbereitschaft deiner Gebärmutter beteiligt.

Endorphine, unsere Glückshormone, und Stresshormone wie Adrenalin mischen bei der Geburt ebenfalls kräftig mit. Letzteres wird insbesondere auf der Zielgeraden der Geburt gebildet und unterstützt dich und dein Baby dabei, dass ihr euch hellwach begegnen könnt, obwohl ihr gerade eine körperliche Höchstleistung hinter euch gebracht habt. Es bleibt in erhöhtem Maße noch einige Zeit nach der Geburt im Körper nachweisbar.

Eine Geburt ist ein Prozess, der meist viele Stunden dauert. Die Dynamik ist mal ruhiger, mal aktiver und Entspannungsphasen wechseln sich mit Wehen ab. Bei jeder Wehe zieht sich deine Gebärmutter-muskulatur zusammen. Das sorgt dafür, dass dein Muttermund erst aufgeht und anschließend das Baby Millimeter für Millimeter in den Geburtskanal geschoben und schließlich geboren wird.

Von der ersten Wehe bis zum ersten Atemzug deines Babys ver-gehen viele Stunden. Wenn du das erste Mal ein Baby bekommst, dauert das in der Regel länger, als wenn der Muttermund schon für andere Kinder aufgegangen ist. Stelle dich, je nachdem, auf fünf bis 18 Stunden ein. Ich weiß, das klingt nach einer sehr langen Zeit.

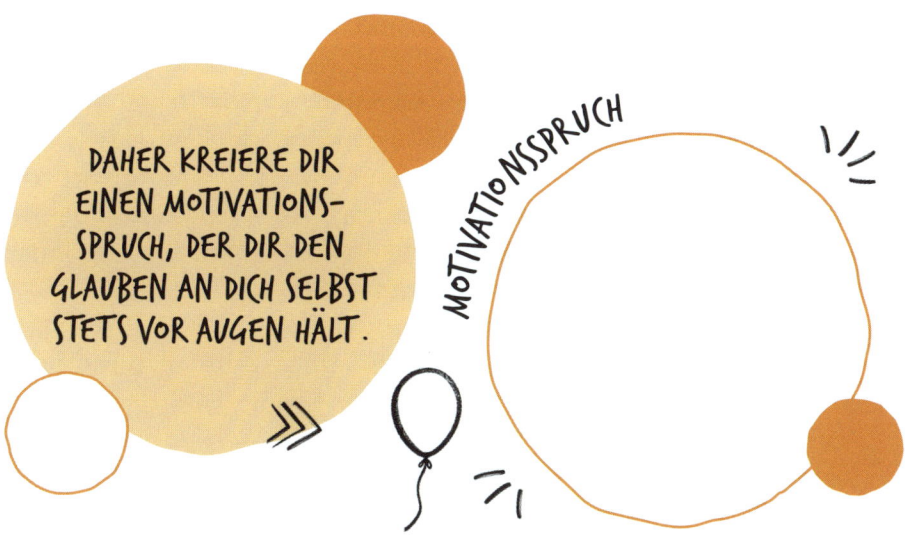

DAHER KREIERE DIR EINEN MOTIVATIONS-SPRUCH, DER DIR DEN GLAUBEN AN DICH SELBST STETS VOR AUGEN HÄLT.

MOTIVATIONSSPRUCH

Im Film geht alles sehr schnell. Die Hochschwangere wirft, wie aus dem Nichts, ihren Kopf in den Nacken, atmet stöhnend aus und lässt lautstark wissen: „Ich glaube, es geht los!" Sekunden später jagt eine Wehe die nächste und schon ist der Drang, das Baby aus dem Ge-burtskanal zu schieben, nicht mehr zu unterdrücken. In der nächsten Szene schreit das Neugeborene und alle liegen sich glückselig in den Armen. Cut.

Kommen wir zurück in die Realität. Filmreife Szenen kommen im echten Leben eher selten vor. Oft fragen mich Bezugspersonen von Schwangeren: „Schaffe ich es rechtzeitig von der Arbeit nach Hause, wenn es losgeht?" Ja, mit sehr großer Wahrscheinlichkeit! Stelle dir das in etwa so vor: Der Körper bereitet sich langsam auf die große Aufgabe des Gebärens vor. Die Gebärmutter zieht sich schon am Ende der Schwangerschaft immer mal wieder zusammen. Sie übt für den großen Tag. Diese **Vorwehen** sind kurze Wehen mit sehr langen Pausen. Sie leisten Vorarbeit und das Ende des Gebärmutterhalses (Portio), der sich ein bisschen wie der Knorpel der Nasenspitze anfühlt, ist dann am Geburtsbeginn bereits weich und vielleicht sogar schon leicht geöffnet.

Wenn die ersten Geburtswehen kommen, denkst du möglicherweise „Hm, war das wieder eine Übungswehe oder kann das schon eine Geburtswehe sein?" Du hast genügend Zeit, darüber nachzudenken, denn die Pausen sind meist noch recht lang und **Wehenabstände** von 10, 15, 20 Minuten sind absolut keine Seltenheit. Erst nach einem Weilchen kommt die nächste Wehe.

Vielleicht spürst du einen ziehenden Schmerz bis in die Oberschenkel oder im Rücken oder du nimmst wahr, dass dein Bauch hart wird. Bildlich kannst du dir das **wie eine Welle** vorstellen, die sich langsam aufbaut, einen höchsten Punkt erreicht und dann langsam in Richtung Strand rollt. Wenn du eine, vielleicht zwei oder drei Wehen hattest, ist schon viel Zeit vergangen und du hast das super allein geschafft. Verglichen mit Menstruationsschmerzen – vielleicht kennst du diese diffusen Dauerkrämpfe – machen Wehen klare Pausen. Atemübungen, Massagen oder ein Entspannungsbad können in dieser Phase sehr guttun.

Ein kleiner Test, ob du Vorwehen oder tatsächlich Geburtswehen hast, ist ein warmes Vollbad. Vorwehen werden in der Regel in der Badewanne leichter und hören durch die tiefe Entspannung deiner Gebärmutter wieder ganz auf. Geburtswehen werden in der Badewanne eher stärker. Dein Bauch sollte dafür allerdings unter Wasser sein und nicht wie eine Insel aus dem Wasser ragen. Mit deinem Babybauch und Wehen kann es recht beschwerlich sein, in die Wanne und wieder aus ihr herauszuklettern. Warte, bis du nicht mehr auf dich allein gestellt bist, und bade nicht so heiß, als wärst du ein Suppenhuhn. Deinem Baby und deinem Kreislauf zuliebe achte auf eine Wassertemperatur von maximal 35 Grad Celsius.

Wann genau der Zeitpunkt kommt, an dem du eine Hebamme dauerhaft um dich haben möchtest, ist individuell verschieden. Wenn deine Wehen für dich gut tolerierbar sind oder eher seltener als häufiger werden, kann ein Abwarten zu Hause gut passen. Wenn du dir aber um dein Baby oder dich selbst Sorgen machst oder deine innere Anspannung groß ist, tut dir eine Kontrolle besser. Höre auf dein Bauchgefühl und, falls du einen Check oder Unterstützung brauchst, hole sie dir. Vielleicht fährst du mit der dazugewonnenen Sicherheit wieder nach Hause und wartest ab, wie es weitergeht. Manche schlafen nach so einer Episode zu Hause tief und fest ein. In anderen Fällen werden die Wehen stärker, sind aber tolerierbar und manchmal geht die Geburt erst Tage später richtig los.

Wenn dir körperliche Signale wie beispielsweise eine frische Blutung, Herzrasen und erhöhte Temperatur zeigen, dass eine Kontrolle dringend notwendig wäre, musst du unabhängig von der Wehentätigkeit deine Hebamme verständigen oder in die Klinik fahren.

2. Was sagt uns eigentlich der Muttermund?

Um besser zu verstehen, was sich in deinem kleinen Becken rund um die Eröffnungsphase abspielt, stelle dir deine Gebärmutter und den Gebärmutterhals für einen Moment wie einen Rollkragenpullover vor, dessen Halsausschnitt du nach unten baumeln lässt. Er ist in diesem Bild dein Gebärmutterhals. Sobald er so stark verkürzt ist, dass er nahezu verschwunden ist oder, um bei dem Pullover-Vergleich zu bleiben, zum Rundhalsausschnitt geworden ist, bezeichnet man ihn in der Geburtshilfe als Muttermund. Ab diesem Zeitpunkt wird der

Geburtsfortschritt in Zentimetern, die sich der Muttermund geöffnet hat, ausgedrückt. Wenn der Muttermund ganz offen ist (etwa zehn Zentimeter), kann dein Baby durchschlüpfen und in den Geburtskanal vordringen.

Tastbefunde: Fingerspitzengefühl ist gefragt

Indem die Hebamme deinen Bauch abtastet, kann sie spüren, wie das Baby in der Gebärmutter liegt. Mit Hilfe einer vaginalen Untersuchung können zudem die Konsistenz und Weite des Muttermundes untersucht werden, die Informationen über den Geburtsfortschritt verraten. In welcher Beziehung steht der vorangehende Kindesteil deines Babys zu deinem Becken? Wie tief ist das Baby schon in den Geburtskanal vorgedrungen? Welche Dreh- und Beugebewegungen hat es bereits gemacht, welche braucht es noch? Falls das Baby den Dreh noch nicht ganz heraushat, wird dir deine Hebamme Gebärpositionen vorschlagen, die dafür hilfreich wären.

Grenzerfahrung ohne Grenzüberschreitungen erfahren

Gebärende gehen für ihr Baby über ihre Grenzen. Über deine darf dabei aber niemand gehen. Niemand! So großartig ich die Möglichkeit finde, allein mit Hilfe des Tastsinnes viel über den Geburtsvorgang zu erfahren, so sehr verurteile ich es, wenn Hebammen und Geburtshelfer:innen dabei grob und rücksichtslos vorgehen. Eine vaginale Untersuchung sollte in einer Wehenpause stattfinden und muss schmerzfrei sein. Unangenehm ist sie möglicherweise, wehtun soll sie keinesfalls. Wenn das der Fall ist und, trotz deiner Rückmeldung, nicht behutsamer gemacht oder beendet wird, wenn du dich unwohl dabei fühlst oder Schmerzen hast, ist das Unrecht! Du kannst die Untersuchung auch ablehnen – durch die Person, die sich dabei nicht einfühlsam verhält, oder gänzlich. Dein Baby wird seinen Weg trotzdem finden.

3. Kindliche Überwachung

Herztonüberwachung

Babys kommunizieren aus der Gebärmutter heraus vorwiegend über ihren Herzschlag. Das ist der Grund dafür, warum die Herzfrequenz während der Geburt immer wieder kontrolliert oder dauerhaft überwacht wird. Mit Hilfe eines Pinard´schen Hörrohres, eines kleinen mobilen Dopplerultraschallgerätes oder der Kardiotokografie (Herzton-Wehen-Schreiber, kurz CTG) wird das Baby belauscht und seine Herzschläge werden ausgezählt oder elektronisch erfasst.

Das CTG-Gerät, dessen Abkürzung für „cardio" = „Herz", „toko" = „Wehe", „graphie" = „Aufzeichnung" steht, gehört zur Grundausstattung jedes Gebärraums. Für diese schmerzlose Untersuchung wird auf deiner Bauchdecke ein kleiner kreisförmiger Doppler-Ultraschall-Signalumwandler angebracht. Er schickt niederfrequente Ultraschallwellen zum Herzen deines Babys. Das zurückgeworfene Echo wird aufgefangen, die kindliche Herzfrequenz vom Gerät berechnet und graphisch dargestellt. Ein zweiter Sensor misst den Druck, der auf deiner Bauchdecke messbar wird, wenn sich deine Gebärmutter bei jeder Wehe zusammenzieht. Sogar sehr leichte und für dich kaum spürbare Wehen und die Bewegungen deines Babys kann das Gerät fühlen und aufzeichnen. Das Gesamtbild, das sich daraus ergibt, wird von deiner Hebamme oder deine:r gynäkologischen Fachärzt:in ausgewertet, um notwendige Maßnahmen ergreifen zu können. Oft muss dem natürlichen Prozess der Geburt aber nichts hinzugefügt werden.

> Die gekonnte Nicht–Intervention besagt, dass auch das Nichtstun gelernt und gekonnt sein muss. Nicht nur das Tun.
>
> *Prof. Barbara Duden, Medizinhistorikerin und Begründerin der Körpergeschichte*

Mittlerweile sind Minidopplerultraschallgeräte im Trend, die an Mütter verkauft werden. Mit ihnen könne man bereits vor dem ersten kleinen Tritt des Babys seine Herztöne hören, so wird dafür geworben. Was in der Produktempfehlung als wunderbare Erfahrung angepriesen wird, sehe ich skeptisch. Stelle dir mal vor, du findest den Herzschlag deines Babys nicht auf Anhieb. Nicht auszudenken, wie beängstigend das wäre!

Fruchtwasser

Das Fruchtwasser ist das Medium, über das Babys gewissermaßen „Nachrichten" aus der Gebärmutter schicken können. Wenn ein Baby gestresst ist, kackt es ins Fruchtwasser und das Fruchtwasser färbt sich grün ein. Das gibt im übertragenen Sinne grünes Licht für die Menschen „draußen", schon mal über einen Kaiserschnitt nachzudenken.

Manchmal sendet das Baby zusätzliche Signale, die darauf hindeuten, dass es die Geburt ganz schön anstrengend findet. Die Herzfrequenz des Babys ist dafür ein wichtiges Indiz. Hebammen und Geburtshelfer:innen werden die Botschaft verstehen und abchecken, wie lange es bis zur Geburt noch dauern darf und ob dem Baby noch ein paar Wehen zuzumuten sind.

Diese Fragestellung wird über eine Blutgasanalyse abgeklärt. Um den Säure-Basen-Haushalt des Babys zu bestimmen, wird dem Baby dafür ein bisschen Blut abgenommen. Ja, du hast richtig gelesen. Obwohl es noch nicht geboren ist, bekommt es schon die erste Blutabnahme. Dafür wird eine dünne Sonde in deine Vagina eingeführt und bis an das Köpfchen des Babys vorgeschoben. Dort wird es gepikst, und dann kann der kleine Tropfen Blut in einem Schnelltestverfahren analysiert werden. Das ist eine wichtige Entscheidungshilfe, um Aufschluss über den besten Geburtsmodus zu bekommen.

4. Geburtsphasen

Frühe Eröffnungsphase

Die erste Phase der Geburt nennt man „frühe Eröffnungsphase" oder „Latenzphase". Es ist schwer zu sagen, wie lange sie dauern wird. Ein Zentimeter pro Stunde ist eine Faustregel, von der du vielleicht schon mal gehört hast. Dabei sollte jede einzelne Wehe 50 bis 60 Sekunden dauern und die Wehen sollten in einem regelmäßigen Abstand von etwa fünf bis sieben Minuten aufeinanderfolgen.

Gerade in der ersten Phase der Geburt geht der Muttermund jedoch nicht nur auf. Er muss zudem weicher werden und sich verkürzen. Je nachdem, wieviel Vorarbeit er dafür schon – mehr der weniger bemerkt oder unbemerkt – in den letzten Wochen und Tagen der Schwangerschaft geleistet hat, kann diese erste Geburtsphase unterschiedlich lange dauern. Die Regel „ein Zentimeter pro Stunde" gilt für diese sogenannte Latenzphase daher eher nicht.

Wenn du bereits ein paar Stunden Wehen hast und die Hebamme dir beim ersten vaginalen Befund verkündet, dass dein Muttermund jetzt ein Zentimeter offen ist, verliere nicht deine Nerven. Dafür ist er bestimmt butterweich, schön verkürzt und hat sich ganz wunderbar in Richtung deines Geburtskanals gedreht. Das sind alles megatolle Nachrichten, die leider oft unerwähnt bleiben. Doch all das war viel Geburtsarbeit, die du geleistet hast.

Der erste Zentimeter der Muttermundseröffnung dauert meist deutlich länger als jeder weitere. Mache also aufgrund des ersten vaginalen Befundes keine Hochrechnung à la: „Wenn ein Zentimeter fünf Stunden gedauert hat, dauern zehn Zentimeter fünfzig Stunden…" Nein! So ist es nicht. Rechne bitte nicht, feiere lieber die Weichheit deines geburtsbereiten Muttermunds und wie großartig du mit den körperlichen Reaktionen zurechtkommst, denen du vielleicht zum ersten Mal in deinem Leben begegnest. Das ist echt eine starke Leistung!

Für dein Baby bedeutet der Wehenbeginn, allmählich von seiner Wellnessoase Abschied zu nehmen. Es ist jetzt lange genug im Fruchtwasser gefloatet, in seinem Whirlpool, dessen Beckenrand aus den Knochen deiner Beckenschaufeln gebildet wird. Die erste Passage, die es passieren muss, ist der sogenannten Beckeneingang. Dein Baby muss sich an seine Struktur anpassen, um in den Geburtskanal vordringen zu können. Wenn du dein Becken tanzen lässt, so wie du es mit der „Beckenuhr" geübt hast, hilfst du deinem Baby dabei, sich deinem Becken gut anzupassen.

Übung auf Seite 62

Der Beckeneingang hat eine querovale Form und das Köpfchen rutscht am besten hinein, wenn es mit seinem querovalen Kopfdurchmesser dort andockt. Der Kopf ist genau genommen nicht kugelrund, sondern, von der Stirn zum Hinterhaupt ausgesehen, länglich und schmal. Daher passt die Form in den meisten Fällen tatsächlich wie ein Schlüssel ins Schloss zu deinem Beckeneingang.

Das Köpfchen deines Babys ist bei der Geburt noch nicht vollständig verknöchert. Die Schädelknochen sind mit bindegewebigen Nähten verbunden und an zwei Stellen befinden sich die sogenannten Fontanellen: die kleine Fontanelle am Hinterkopf und die große Fontanelle am Scheitelpunkt. Hebammen und Geburtshelfer:innen dienen sie bei der vaginalen Untersuchung als Orientierungshilfe und sie geben Aufschluss darüber wie sich das kindliche Köpfchen an das Becken angepasst hat oder ob ihm eine bestimmte Lagerung oder Bewegungen helfen würden, alle notwenigen Dreh- und Beugebewegungen der Geburt leichter machen zu können.

Gebärhaltungen

Viele Gebärhaltungen können dein Becken weiter werden lassen. Welcher Beckenraum sich weitet, hängt mitunter von der Stellung deiner Hüften und deiner Beckenbeweglichkeit ab. In aufrechten Gebärpositionen kann zudem die Schwerkraft ihre begünstigende Wirkung entfalten, deine Atmung und die Sauerstoffversorgung werden durch die passende Position verbessert und du erlangst eine uneingeschränkte Orientierung im Raum. Das erhöht die Ausschüttung von Endorphinen, also deiner körpereigenen Schmerz-mittel.

Während des Geburtsprozesses geschehen die wesentlichen Ge-burtsfortschritte in der Wehenpause, also in der Entspannungs-phase. Damit dein Parasympathikus seine Kraft gänzlich entfalten kann, lasse dich in deinen Wehenpausen nicht aus der Ruhe brin-gen, sondern bleibe möglichst bei bei dir, deinem Baby und deiner Atmung. Eine sichere Umgebung, eine geborgene Atmosphäre und die Verbundenheit mit vertrauten Menschen tun dafür sehr gut. So gelingt es dir leichter, deinen Parasympathikus zu aktivieren.

▶ Kapitel „Atmung" ab Seite 34

Deine Begleitperson kann einen wichtigen Betrag leisten, in dem sie dich von äußeren Reizen abschirmt und zu deine:r Sprecher:in wird. Dafür ist es wichtig, dass ihr euch im Vorfeld gut abgesprochen habt und vielleicht gemeinsam an einem Geburtsplan gearbeitet habt. Jetzt können dir Akupunktur, Akupressur, Hypnose, Aromatherapie, Yoga oder Massagen helfen.

▶ Seiten 222-225

Im Bereich der Lendenwirbelsäule werden Wehen häufig als sehr unangenehm empfunden. Umso wohltuender wirkt deshalb eine Massage des unteren Rückens. Allerdings kann unter der Geburt manches, das dir vielleicht eine Zeit lang guttut, von einer Sekun-de zur anderen unangenehm sein. Das kann für Begleitpersonen ir-ritierend sein, die sich dann manchmal verunsichert zurückziehen. Mal Hü, mal Hott ist unter der Geburt ganz normal und kommt oft im Rhythmus des Aufs und Abs der Wehen vor. Es ist auch nicht ungewöhnlich, wenn du gar nicht angefasst werden möchtest. Du kannst es während der Geburt mit den unterschiedlichsten körper-lichen Reaktionen zu tun bekommen, wie beispielsweise mit ver-stärktem Schwitzen, Schüttelfrost, Muskelkontraktionen, Mund-trockenheit oder bis dahin völlig unbekannten Schmerzeindrücken. In solchen Fällen können weitere Reize von außen – auch wenn sie dir bisher durchaus angenehm waren – plötzlich unangenehm und inakzeptabel sein.

Der Beckenboden wird manchmal zur Veranschaulichung vereinfacht in drei Schichten beschrieben und wird zudem im Körper von sogenannten Beckenboden-Entsprechungsebenen repräsentiert. Die Innerste lässt du durch einen lockeren Kiefer los, die Mittlere, wenn du zwischen deinen Schulterblättern entspannen kannst und die Äußerste, wenn deine Stirn keine Falten wirft, dein Kehlkopf locker ist und deine Zehen während der Wehen entspannt bleiben. Stelle sie daher auch in knienden Positionen nicht auf, sondern lege sie auf dem Fußrücken ab.

Nonverbale Kommunikation wird während der Wehentätigkeit am besten verstanden. Denn Erklärungen, gute Ratschläge und Aussagen wie „Erinnere dich doch, Schatz, was sie über die Entspannung deines Beckenbodens gesagt hat!" wirst du vermutlich als Kampfansage auffassen und das wird im besten Fall der Auftakt einer Polsterschlacht.

Dir genügt als „friendly reminder", wenn deine Begleitperson sanft über deinen Fußrücken streicht, sobald du deine Zehen bei jeder Wehe einrollst oder die Zähne fest zusammenbeißt. So erinnerst du dich daran, vom Scheitel bis zur Sohle entspannt zu sein. Dein lockerer Kiefer korrespondiert nämlich mit deinem Beckenboden und wirkt sich positiv auf die Eröffnungsphase aus. Du kannst bei deinen Wehen auch ein „Jaaaaaaaa" tönen. Dann ist dein Kiefer mit Sicherheit entspannt.

Entspannungsbad und Wassergeburt
Wenn dir der Gedanke gefällt, dein Baby vom Fruchtwasser ins Element Wasser zu gebären, oder du denkst, dass du im Wasser wunderbar entspannen kannst, kann ein warmes Vollbad genau das Richtige für dich sein. Wenn die Geburt deines Babys gut verläuft, kannst du zu jedem Zeitpunkt der Geburt in die Badewanne steigen und dort nahezu jede Position einnehmen. Denn Gebärwannen sind meist rund und so groß, dass du dich gut in ihnen bewegen kannst – ob liegen, hocken oder knien, alles ist erlaubt.

Bevor du in die Gebärwanne steigst, wird dir wahrscheinlich ein Einlauf angeboten. Denn dein Darm und die Geburtswege liegen dicht an dicht und das kindliche Köpfchen drückt daher auf seinem Weg oft Stuhl, wie aus einer Zahnpastatube, aus dem Darm. Ein Einlauf ist kein Muss, aber viele Frauen fühlen sich dann wohler und freier, anzuschieben. Das gilt auch für eine Geburt im Trockenen.

Sobald dein Baby geboren ist, hebst du – oder deine Hebamme – dein Baby über die Wasseroberfläche, um es auf die Brust zu legen. Keine Sorge, Babys machen den ersten Atemzug nicht unter Wasser. Denn sie haben einen angeborenen Tauchreflex und atmen nicht, solange sie Wasser auf dem Gesicht spüren. In Stresssituationen, weil die Versorgung mit Sauerstoff über die Nabelschnur eingeschränkt ist, kann der Reflex außer Kraft gesetzt werden. Eine Geburt im Wasser wird sorgsam überwacht und eine wichtige Voraussetzung dafür ist, dass dein Baby keine Anzeichen von Stress und Überforderung aussendet.

Die Nabelschnur wird in der Regel noch im Wasser durchtrennt. Während dieser Zeit könnt ihr gemeinsam in der Badewanne liegen bleiben. Damit euch nicht kalt wird, werdet ihr immer wieder mit warmem Wasser übergossen. Die Plazenta wird meist außerhalb der Wanne auf die Welt gebracht, um den Blutverlust einschätzen zu können, und damit ihr nicht zu frieren beginnt.

Aktive Eröffnungsphase

Sobald dein Muttermund etwa vier bis sechs Zentimeter offen ist, beginnt die sogenannte aktive Eröffnungsphase. Sie ist von regelmäßigen Wehen gekennzeichnet, die dir dabei helfen, dass dein Muttermund immer weiter aufgeht, bis er schließlich vollständig eröffnet ist.

Die engste Stelle des gesamten Geburtsweges befindet sich bereits am Beckeneingang durch die hervorspringende Zwischenwirbelscheibe des untersten Lendenwirbels und des Kreuzbeines sowie der Innenseite der Symphyse. Die imaginäre Linie nennt man „Conjugata vera obstetrica" (aus dem lateinischen „obstetrix" = „Hebamme"). Dieser geburtshilflich bedeutende Durchmesser ist der kleinste und damit wichtigste. Mit einer Länge von etwa elf Zentimetern markiert er die engste Stelle des weiblichen Beckens und ist entscheidend dafür, ob das kindliche Köpfchen durch das Becken passt. Enger wird es tatsächlich an keiner Stelle mehr.

Dein Baby wird, nachdem es den Beckeneingang passiert hat, Wehe für Wehe zur Beckenmitte geschoben, die aus der Beckenweite und der Beckenenge gebildet und als Beckenhöhle bezeichnet wird. Sie ist der größte Raum des Geburtsweges und beide Anteile dieses Abschnitts haben eine annähernd rundliche Form. Um deinem Baby viel Platz zu bieten, kannst du in dieser Phase der Geburt asymmetrische Positionen einnehmen. Wenn du dein Becken bewegst und diagonal verschiebst, kann dein Baby diese Passage leichter passieren. Um sich perfekt an dein Becken anzupassen, muss das Köpfchen des Babys jetzt eine starke Beugebewegung machen. Dafür wird dein Baby sein Kinn nahe an seine Brust ziehen. Das ist eine Bewegung wie ein kleines Nicken. Ein großes „JA" zum Leben!

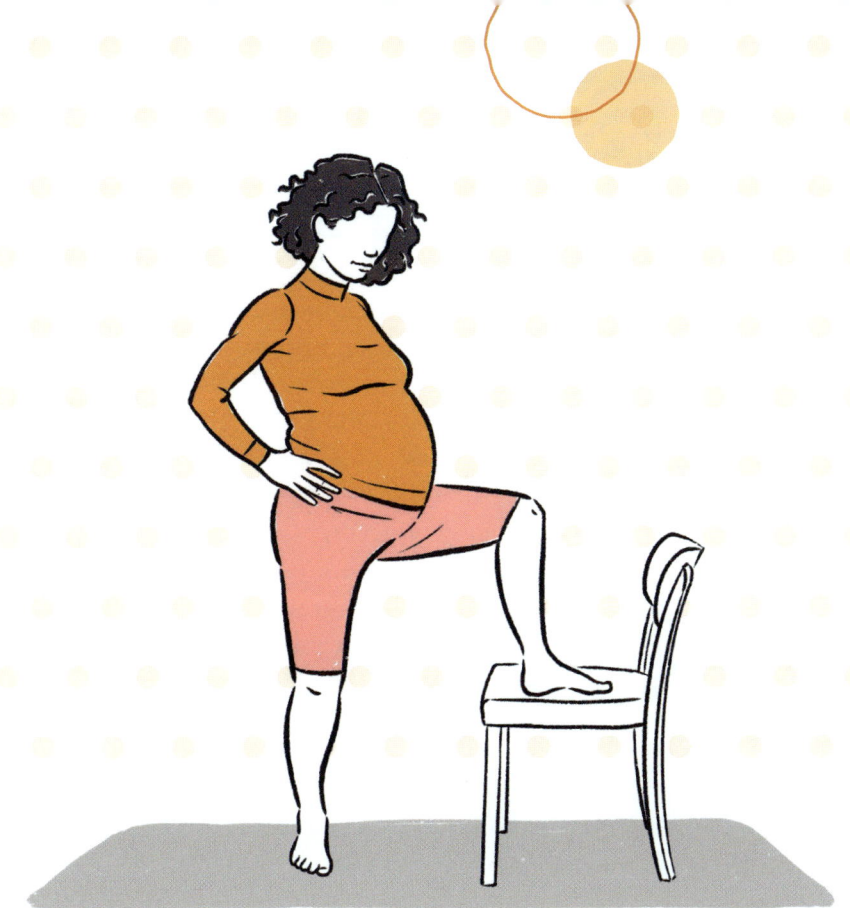

Asymetrische Positionen

Stelle beispielsweise ein Bein auf einen Sessel, steige Treppen oder mache im Kniestand einen breiten Ausfallschritt und lege deine Hände auf deinem aufgestellten Knie ab. Du kannst während einiger Wehen dein Becken kreisen lassen. Vielleicht spürst du, wie sich der Bewegungsraum deines Beckens erweitert und die Wehen erträglicher werden.

SCHMERZ LASS NACH

Schmerz ist eine wichtige Funktion deines Körpers. Er möchte dir – auf seine Art und Weise – etwas mitteilen und lenkt deine Aufmerksamkeit auf die betroffene Stelle. Ein feines Geflecht aus Nerven durchzieht deinen Körper, und diese Nerven reagieren sehr sensibel auf Reize. Das können beispielsweise Druck, Hitze, Kälte, Dehnungsschmerz oder eine Wunde sein. Über deine Nervenbahnen wird dann ein Alarmsignal zu deinem Rückenmark und weiter in dein Gehirn geleitet oder die Weiterleitung gehemmt. Erst im Gehirn wird dein Schmerz erkannt, eingeschätzt, eingestuft und löst eine Schmerzreaktion aus. Schmerz ist also auch Kopfsache. Eine Empfindung, die u.a. von deinen Hormonen, der Intensität des Schmerzreizes, deinen Schmerzerfahrungen oder von deiner Tagesverfassung beeinflusst wird.

> Du bist geschaffen dafür, die Herausforderung einer Geburt annehmen zu können.

Manchmal nimmt uns ein Schmerz aber auch stärker in die Mangel, weil nicht nur er uns zermürbt, sondern schlichtweg weil wir in dem Moment sehr belastet und angespannt sind. Stelle dir vor, du hast Kopfschmerzen, weil du einen Wetterumschwung spürst. Dein Tag ist aber fein und du weißt, dass ein kleines Mittagschläfchen möglich sein wird. Das sind gute Aussichten für dich, den Stress deutlich rauszunehmen. Anders fühlt sich der gleiche Schmerz wahrscheinlich an, wenn noch großes Kopfzerbrechen beispielsweise über eine unangenehme Auseinandersetzung dazu kommt. All das hat ebenso Einfluss auf deine Schmerzempfindung wie der Geburtsverlauf, die Dauer der Geburt und die Frage, ob du dich so bewegen und entfalten darfst, wie es dir guttäte. Schmerz im Allgemeinen und Geburtsschmerzen im Speziellen sind jedenfalls etwas höchst Individuelles. Deine eigenen Schmerzzustände wirst du nicht immer in der gleichen Qualität spüren. Es gibt sogar die Qualität des sogenannten „Wohlwehs". Sie beschreibt einen Schmerz, der fast schon angenehm ist, weil sich beispielsweise bei einer Massage eine Verhärtung löst.

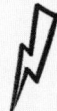

Erinnerst du dich noch an meinen Vergleich der Geburt mit einer Story-Time „Gipfel-erlebnis" auf Seite 73 Bergtour auf einen hohen Gipfel? Angelehnt daran kannst du, um dich gut zu fühlen und für alle Eventualitäten gewappnet zu sein, in deinen imaginären Rucksack alle möglichen Schmerzmittel ein-packen, die der Markt zu bieten hat. Sicher ist sicher. Wirf von Aku-punkturnadeln über Aromaöle, Lachgas-Sauerstoff-Gemische, Opia-te, krampflösende Arzneien bis zur Einverständniserklärung für eine „Regionalanästhesie" alles hinein. Was genau du davon brauchst, ergibt sich dann auf deinem Weg zur Geburt.

Eine entscheidende Frage für deine Geburtsvorbereitung könnte auch sein, in welcher Art und Weise in deiner Herkunftsfamilie mit dem Thema Schmerz und Grenzerfahrungen umgegangen wurde.

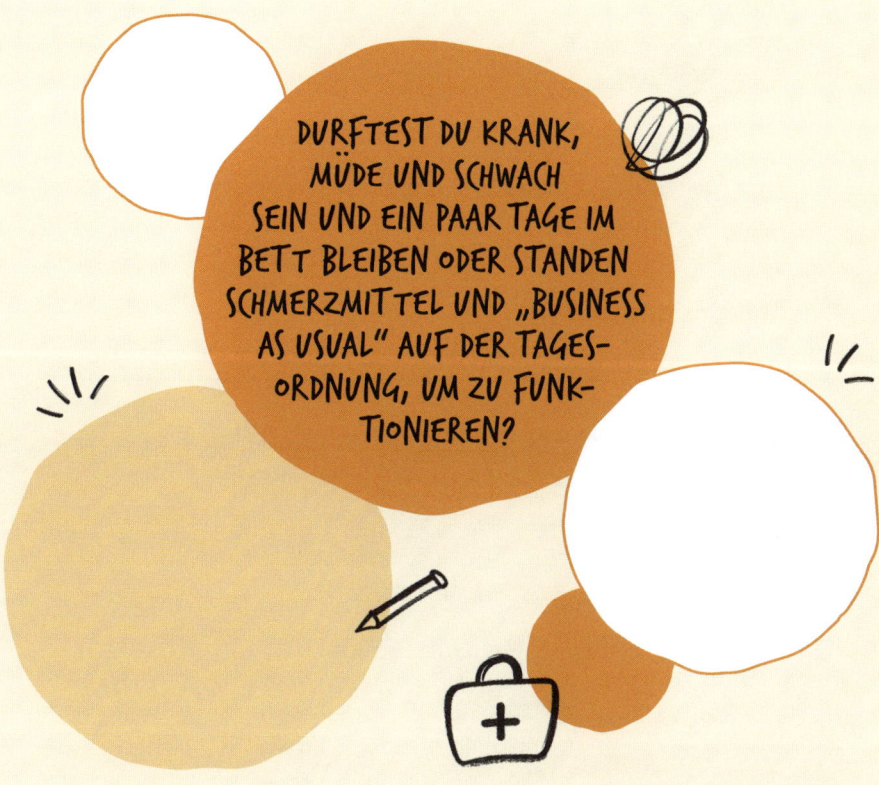

DURFTEST DU KRANK, MÜDE UND SCHWACH SEIN UND EIN PAAR TAGE IM BETT BLEIBEN ODER STANDEN SCHMERZMITTEL UND „BUSINESS AS USUAL" AUF DER TAGES-ORDNUNG, UM ZU FUNK-TIONIEREN?

Ich bin mir sicher, du weißt genau, was du brauchst und was dir gut-tut. In einer Ausnahmesituation kann es wunderbar helfen, bewusst auf etwas zurückzugreifen, was bereits erprobt ist und schon mal gut geholfen hat. Nur, was war das noch gleich!?

Schmerz lass nach!

Bei Schmerzen (z.B. Kopfweh, Menstruationsbeschwerden) helfen mir ...

☐ Wärmeflasche

☐ Coolbag

☐ Ruhe

☐ Entspannungsbad

☐ Dunkelheit

☐ Massage

☐ Kompressen/Umschlag

☐ eine bestimmte Körperhaltung

☐ Bewegung

☐ Körperkontakt

☐ _____

Bei Übermüdung und ohne die Chance darauf, schlafen zu können (z.B. auf langen Reisen, Jetlag), helfen mir ...

☐ Essen   ☐ Süßes   ☐ Musik

☐ Meditation   ☐ Bewegung

☐ Ablenkung wie Fernsehen/Streamen

☐ Spielen   ☐ Sonstiges:

Bei Verspannungen helfen mir ...

- ☐ Massage
- ☐ Körperkontakt
- ☐ Wärmeflasche
- ☐ ein warmes Bad
- ☐ ätherische Öle
- ☐ Akupunktur
- ☐ TENS-Therapie
- ☐ Bewegung
- ☐ spezielle Übungen
- ☐ _____

Bei mieser Laune brauche ich ...

- ☐ Ruhe
- ☐ jemanden, der mich aufheitert
- ☐ Süßigkeiten
- ☐ Essen
- ☐ Lob
- ☐ Ablenkung
- ☐ Schlaf
- ☐ Bewegung
- ☐ eine Dusche
- ☐ tröstende Worte
- ☐ _____

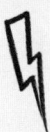

Genau wie du hinterfragen Hebammen und Geburtshelfer:innen das Thema „Geburtsschmerz". Manche finden es nicht zeitgemäß, dass eine Geburt mit Schmerzen verbunden ist. Anderen sehen im Geburtsschmerz eine unendlich große Kraft oder auch einen Wegweiser für die passende Gebärposition. Wo deine Hebamme und Geburtshelfer:innen stehen, ist möglicherweise eine Frage, die du dir stellst, wenn du dich mit deinem Geburtsplan beschäftigst. Welche Schmerztherapien werden an dem Geburtsort deiner Wahl angeboten? Was kannst du über die Haltung zum Thema „Schmerz" über die Homepage oder im direkten Kontakt in Erfahrung bringen? Denn letztlich sind die entscheidenden Fragen diese:

WO STEHST DU, WIE SOLL DEIN WEG SEIN UND WER KANN DICH DABEI AM BESTEN BEGLEITEN?

Hör mal in dich rein

Gehe nochmal gedanklich mit mir zu meinem Beispiel mit der Bergtour auf den Großglockner. Dort geht auf der anderen Seite die Hochalpenstraße rauf. Klar, nicht bis ganz auf den Gipfel, aber fast. Auf ganz viele Berge führen Mautstraßen oder Gondelbahnen und doch möchten so manche sie nicht nutzen, weil sie sich das Gefühl, es aus eigener Kraft hinaufgeschafft zu haben, nicht nehmen lassen wollen.

Obwohl man das eigentlich nicht machen sollte, sag ich dir jetzt, wie ich es machen würde. Ich würde mich auf die Bergtour vorbereiten. **Voll fokussiert auf das Ziel**. Ich würde mich körperlich darauf einstellen und alles organisieren, was sonst dazu gehört: eine gute Kondition, energiebringenden Proviant – nicht nur Gesundes auch ein paar sündhaft leckere Sweeties, Kartenmaterial zur Orientierung, Ersatzkleidung, vielleicht sogar ein Kartenspiel, falls uns ein Schauer erwischt – es läuft ja nicht immer alles nach Plan – und natürlich würde ich mich mit Top-Begleiter:innen auf den Weg machen. Habe ich etwas vergessen? Ich hoffe nicht, der Rucksack ist jedenfalls schon ziemlich voll und, ehrlich gesagt, auch ganz schön schwer.

Aber ja! So würde ich losmarschieren. Ich würde einen Schritt nach dem anderen machen und dabei hoffen, in **ein Flow-Gefühl** zu kommen, also in einen Zustand, in dem man „aus der Zeit fällt".

Ob ich den Gipfel aus eigener Kraft erreichen werde oder vielleicht irgendwann doch in die Gondel einsteigen muss, weiß ich noch nicht, wenn ich losgehe. Ich kann es mir wünschen, in meiner Vorstellung ganz fest vor Augen halten („visualisieren") und, wenn es darauf ankommt, mein Bestes geben. Mehr kann und sollte ich nicht tun.

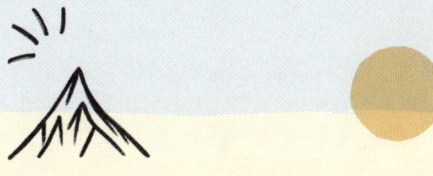

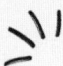

Es ist völlig normal, dass du dich im Geburtsgeschehen manchmal überfordert fühlst und vielleicht manches anders kommt, als du es dir gewünscht hast. Sei nicht zu streng mit dir selbst und versuche, dich auf den unvermeidlichen Prozess der Fremdbestimmung, den das kleine Lebewesen in dir auf jeden Fall in dein Leben bringen wird, einzulassen.

Wenn aus deiner Verunsicherung oder Überforderung Angst wird, reagiert dein Körper mit Stresssymptomatik: Das Stresshormon Adrenalin wird ausgeschüttet und dein Sympathikus aktiviert. Blitzschnell werden die Gefäße enger gestellt und es wird mehr Blut durch sie gepumpt. Die Muskulatur erhält das Signal, sich flucht- oder kampfbereit zu machen. Deine Gebärmutter ist zwar auch eine Muskulatur, hat aber in einer großen Stresssituation für den Körper keine Priorität. Im Gegenteil, sie wird dann sogar schlechter durchblutet und die Wehen nehmen ebenfalls ab. Das ist ein uralter Überlebensmechanismus, wenn echte Gefahren drohen.

Damit du unter der Geburt nicht in so eine Stresssituation kommst, ist es wichtig, dass du dich geborgen fühlst, auf deine Fähigkeit in das Gebären vertraust und die vielen ungewohnten Momente, die möglicherweise in einer fremden Umgebung wie einem Krankenhaus auf dich zukommen können, richtig einschätzt.

Lass mich das an einem Beispiel veranschaulichen. Stell dir vor, du sitzt in der Dunkelheit in der Wildnis am Lagerfeuer. Plötzlich hörst du hinter dir ein Knacksen, drehst dich um und siehst, wie ein Bär aus dem Gebüsch schleicht. Er ist wohl auf der Suche nach einem Abendessen und da bist du ein gefundenes Fressen. Diese Gefahr musst du blitzschnell erkennen. Klar!

Ganz ähnlich und doch so anders ist die Situation im Gebärraum. Stell dir vor, dass du dort ein Knacksen hinter dir hörst, dich umdrehst und siehst, wie plötzlich ärztliches Fachpersonal im Raum steht. Hilfe, sie sind sogar zu zweit gekommen! Ja. Aber sie sind keine wilden Angreifer:innen, für die Gebärende ein gefundenes

Fressen darstellen. Sie kommen lediglich, um sich zu vergewissern, dass alles planmäßig läuft, um zu helfen oder etwas Aufmunterndes zu sagen. Zugegeben, einige brummen unverständliche Worte vor sich hin, bevor sie wieder gehen. Gefährlich sind sie aber alle nicht.

Wenn dein Körper, obwohl dein Kopf es besser weiß, trotzdem langsam auf Touren kommt, dir also heiß wird, du Herzrasen bekommst, deine Atmung immer schneller wird und du dich zunehmend verspannst, kannst du mit wirksamen Strategien versuchen, dir selbst zu helfen.

High five gegen Angst

Tipp 1: Umgebung wahrnehmen

- Lenke deine Konzentration auf fünf Dinge in der Umgebung. Suche beispielsweise weiche Gegenstände, grüne Dinge oder Gegenstände, die Geräusche machen können.

Tipp 2: In Bewegung bleiben

- Bewegung kann dir dabei helfen, handlungsfähig zu bleiben. Versuchs mal mit Beckenkreisen, Treppensteigen oder einem flotten Tänzchen. Alles, was dich ablenkt, ist willkommen.

Tipp 3: Atemtechniken

- Die Bauchatmung beruhigt deinen Körper und gibt ihm das Gefühl, in Sicherheit zu sein.

Tipp 4: Entspannungsübungen

- Deinen Körper bewusst – Körperteil für Körperteil – zu entspannen, bringt dich zur Ruhe.

Tipp 5: Liebe deine Beats

- Herzklopfen und Atmung sind lebensnotwendig. Dir bewusst zu machen, dass sie sich bei Anstrengung beschleunigen, hilft dir, dich in einer Stresssituation nicht von den eigenen fetten Beats bedroht zu fühlen.

Regionalanästhesie

Kreisen deine Gedanken manchmal um die Frage, wie deine Schmerzen unter der Geburt komplett ausgeschaltet werden können? Viele Krankenhäuser bieten in der Schwangerschaft Gespräche mit Narkosefachärzt:innen an, damit Schwangere sich über die Möglichkeit einer Regionalanästhesie aufklären lassen können. Vielleicht hast du dafür stattdessen auch die Begriffe „Kreuzstich", „Periduralanästhesie" oder die Kurzform „PDA" gehört.

Bei der PDA wird ein dünner Katheter in den sogenannten Periduralraum in der Nähe des Rückenmarks eingelegt. Über diesen Zugang lässt sich dann, so häufig und so lange wie notwendig, ein Lokalanästhetikum (lokale Betäubung) verabreichen, das die Schmerzweiterleitung unterbricht und bereits nach etwa 20 Minuten seine volle Wirkung zeigt. Die Wehen sind dann gar nicht mehr oder nur noch abgeschwächt spürbar. Wann ein Kreuzstich sinnvoll ist, hängt sehr vom individuellen Geburtsverlauf ab. So gibt es keinen für alle gleichermaßen richtigen Zeitpunkt. Die Geburt aktiv zu gestalten, ist trotz Kreuzstich wichtig. Bleibe in Bewegung und unterstütze dein Baby durch verschiedene Gebärhaltungen auf seinem Geburtsweg.

siehe „reflektorischer Pressdrang" auf Seite 162

Du wirst ab einem bestimmten Zeitpunkt möglicherweise mehr Anleitung durch die Hebamme brauchen, weil du nicht mehr spüren kannst, wonach dein Körper verlangt.

Passive Austrittsphase

In der sogenannten passiven Austrittsphase ist der Muttermund bereits vollständig eröffnet und dein Baby wird Wehe für Wehe langsam Richtung Ausgang geschoben. Manchmal kommt es zu einer Phase, in der die Wehen vorübergehend etwas weniger werden oder ganz verebben. Das kannst du dir wie eine Art Ausholmanöver des Körpers vorstellen. Er macht förmlich eine Pause, um noch einmal Kraft für die letzte, sehr aktive Phase der Geburt zu schöpfen. Wenn du jetzt ein „Powernap" fein findest, mache ein bisschen deine Augen zu. Bewegungen und aufrechte Gebärpositionen werden zu Recht in jeder Phase sehr gehypt. Manchmal ist es aber durchaus günstig und gut, wenn du dich kurz hinlegst. In Seitenlage im Bett oder auf einer weichen Matte zu liegen, ist beispielsweise eine sichere und gute Lagerung nach Medikamentengabe oder bei Kreislaufproblemen.

Wenn das Köpfchen deines Babys noch nicht die optimale Position eingenommen hat oder ein restlicher Saum deines Muttermundes das Weiterkommen verhindert, nimm am besten ein Weilchen die Knie-Ellbogenlage ein. In dieser Position wirkt die bisher so gefeierte Schwerkraft nämlich nicht auf den Muttermund und der Muttermundrest kann weichen.

Knie-Ellbogen-Position

In der Knie-Ellbogen-Position ist der Beckenausgang vergrößert. Wenn deine Wehe vorbei ist, kannst du dein Becken in dieser Position wunderbar kreisen und deine Wirbelsäule tanzen lassen. Du kannst dich auch für einen Moment auf deine Fersen zurücksetzen, einen Schluck Wasser trinken und tief durchatmen. Wenn die nächste Wehe kommt, gehst du zurück in die Position und lässt dein Baby tiefer kommen. Bald habt ihr es geschafft und könnt euch in die Arme schließen.

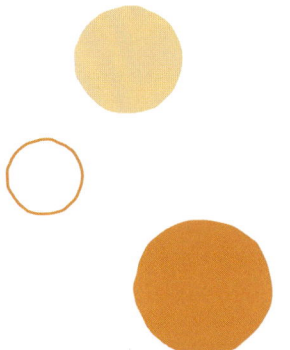

Aktive Austrittsphase

In der anschließenden aktiven Austreibungsperiode kannst du, durch aktives Mitschieben, die Wehenkraft verstärken. Wenn der Kopf deines Babys eine bestimmte Stelle deines Beckens passiert hat, wird ein Nervengeflecht in deinem Lenden- und Kreuzbeinbereich stimuliert und der reflektorische Pressdrang ausgelöst. Da es sich um einen Reflex handelt, ist das ähnlich wie beim Niesen, das sich ebenfalls nur schwer unterdrücken lässt, wenn erstmal die Nase kitzelt. Der sogenannten Ferguson-Reflex unterstützt die Wehen, da in dem Moment Dehnungsrezeptoren im hinteren Vaginalbereich dem Gehirn das Signal geben, große Mengen Oxytocin freizusetzen und den Drang auslösen, das Baby aus dem Geburtskanal schieben zu wollen. In der aktiven Austreibungsphase hilft dir dieses komplexe Zusammenspiel wunderbar dabei, dein Baby auf die Welt zu bringen.

Viele Gebärende lieben es, die Wehen nicht mehr veratmen, sondern verstärken zu dürfen. Studien zeigen, was du dir wahrscheinlich längst gedacht hast: Dir braucht niemand zu sagen, wann du beim großen Finale mitschieben musst, um dein Baby in die Zielgerade zu pushen. Du wirst deinen Rhythmus finden und intuitiv in die richtige Richtung schieben.

Übung zum gelenkten Atem mit Ball auf Seite 36

Dieses sogenannte Mitschieben wird am besten von einem Ausatmen auf ein langes, offenes „AAAAAAAAAAA" getönt. Hole dir dafür zuvor eine kleine Portion Luft in deinen Flanken, um dein Zwerchfell zu stabilisieren. Dann atmest du aus und lässt dein Baby tieferrutschen.

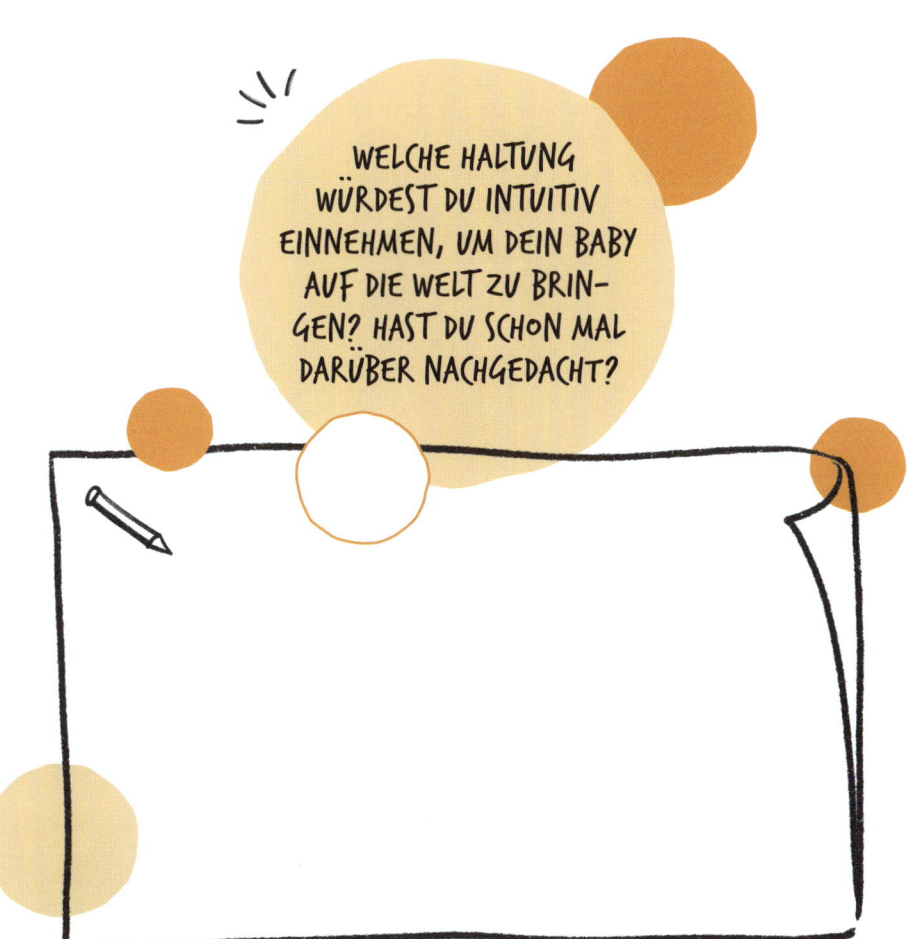

WELCHE HALTUNG WÜRDEST DU INTUITIV EINNEHMEN, UM DEIN BABY AUF DIE WELT ZU BRINGEN? HAST DU SCHON MAL DARÜBER NACHGEDACHT?

Meist kommt es beim großen Finale nochmal zu einem Energieschub, bei dem eine Wehe rasch auf die nächste folgt. Viele Gebärende wechseln in dieser Phase in eine aufrechte Körperhaltung und verspüren den Drang, in einer nach vorn gebeugten Haltung Stabilität zu suchen. Lege deine Füße mit der ganzen Sohle am Boden ab und drücke deine Fersen fest in den Boden. So hast du einen wichtigen Fixpunkt (im Vierfüßlerstand sind es deine Knie), der dein Becken beweglich hält. Deine Knie sollten in jeder Position etwas weiter außen als deine Füße sein. Das schont deinen Beckenboden bei der Geburt.

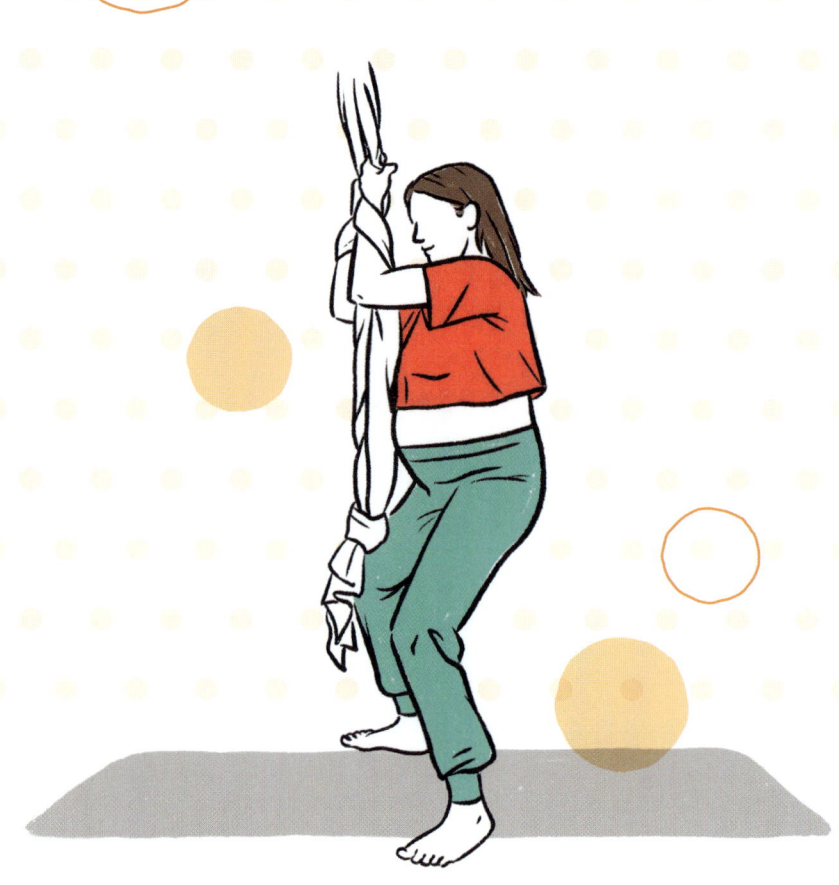

Standfest und frei

siehe auch „Punktum Fixum" auf Seite 63

Um deinen Oberkörper zu stabilisieren, halte dich an einem Tuch oder Seil fest, das von der Decke baumelt, umgreife die Griffe am Ge- bärbett oder halte die Hände deiner Begleitperson fest. Hänge dich dabei nicht an, sondern nutze es, um Halt zu bekommen.

siehe auch „Bauch- atmung" auf Seite 35

Ich weiß, dass du bei der einen oder anderen Wehe das Gefühl haben kannst, dass dir das alles gerade zu viel wird. Du hast es jetzt bald geschafft! Schicke ein paar lange, tiefe Atemzuge in Richtung deiner Füße und tief in den Bauch zu deinem Baby. Spüre dabei, wie standfest und verbunden du in diesem Moment mit Mutter Erde bist. Wie stark und stabil du in deiner Kraft bist.

Wenn es dir möglich ist, gib jetzt symmetrischen Gebärhaltungen den Vorzug. Sie verteilen die Belastung auf deine Beckengelenke und den Beckenboden gleichmäßiger und tun dir daher besser. In der freien, tiefen Hocke, im Hocken an der Sprossenwand oder mit Unterstützung eines Gebärhockers machst du deinem Baby viel Platz.

Unterstützung durch den Gebärhocker

Wenn du auf einem Hocker sitzt, stelle deine Füße etwas weiter zueinander als deine Knie. Versuche, dich beim Anschieben möglichst rund zu machen. So kommt der Druck, den deine Wehe aufbaut und den du mit deiner eigenen Kraft verstärkst, auch wirklich an, wo er gebraucht wird, und du kannst auf diese Weise am besten nach unten schieben.

Nicht selten kommt in der letzten Phase der Geburt ein Gefühl von Furcht auf. Es soll dich in die Lage versetzen, schier Übermenschliches zu leisten und über das große Spannungsgefühl am Beckenboden zu gehen und dein Baby zu gebären. Es schiebt sich jetzt mit dem Köpfchen (meist mit dem Hinterkopf) voran aus der Vagina. Sobald das Köpfchen geboren ist, habt ihr, du und dein Baby, Unglaubliches geschafft und das Dehnungsgefühl am Damm lässt nach. Die Schultern deines Babys machen in der Zeit eine innere Drehung. Äußerlich sieht man das, weil das Baby sein Gesicht langsam zur Seite dreht, wenn die Schultern in den längsovalen Beckenausgangsbereich rutschen. Mit der letzten Wehe wird das Baby aus der Vagina hinausgeschoben. Kraftvoll und doch so sanft lässt du dein Baby in das Leben gleiten. Urkraft. Kraftakt. Geburt.

Plazentageburt

Ganz abgeschlossen ist die Geburt erst, wenn die Plazenta geboren ist. Dafür kommt es innerhalb der ersten Stunde nach der Geburt zu einer erheblichen Lösungsblutung und zu Kontraktionen der Gebärmutter. Diese bringen die Plazenta mitsamt der Fruchtblase und den Eihäuten hervor. Lasse dir dieses faszinierende Wunderwerk der Natur von deiner Hebamme zeigen. Schließlich war die Fruchtblase für dein Baby eine ganze Weile seine kleine Bubble und die Plazenta hat eine Vielzahl von Funktionen bestens erfüllt.

Die Plazenta entwickelt sich aus embryonalen Zellen und aus Zellen der Gebärmutterschleimhaut und ist am Ende der Schwangerschaft etwa ein halbes Kilogramm schwer. Auf kindlicher Seite befinden sich die Nabelschnur, Ansätze der Fruchtblase und viele Blutgefäße. Dieses Gefäßgeflecht gleicht einem Bäumchen und wird daher liebevoll „Baum des Lebens" genannt. Die Seite der Plazenta, die an deiner Gebärmutter-Innenwand angewachsen ist, besteht aus schwammartigen Gewebestücken, die dicht an dicht aneinander liegen, zwei bis vier Zentimeter hoch sind und gemeinsam eine etwa tellergroße rundliche Form ergeben. Ihre Haftstelle ist die Blutungsquelle, aus der nach der Geburt der Plazenta bis einige Wochen nach der Geburt ein Wundsekret kommt.

Kapitel „Wochenfluss" ab Seite 188

5. Kaiserschnitt

Nahezu jedes dritte Kind kommt hierzulande mittels Kaiserschnittes (Sectio caesarea) zur Welt. Das ist eine ganze Menge, wenn man bedenkt, dass die Weltgesundheitsorganisation (WHO) weltweit gesehen eine Kaiserschnittrate von unter 15 Prozent empfiehlt.

Die Zahl der Kaiserschnitte hat sich in den letzten zwanzig Jahren fast verdoppelt und liegt mittlerweile deutlich über den Empfehlungen der WHO. Internationale Expert:innenkreise sind sich einig, dass die hohe Anzahl an Kaiserschnitten fachlich nicht zu begründen ist.

Eine Kaiserschnittrate über der empfohlenen Grenze bringt nämlich keine nennenswerte Verbesserung für Mütter und ihre Kinder. Studien zeigen vielmehr langfristig Auswirkungen und attestieren ein erhöhtes Risiko, später an Typ-I-Diabetes, Adipositas oder Asthma zu erkranken.

In Notfällen und bei guten Gründen ist es großartig, dass es die Möglichkeit des Kaiserschnitts gibt. Die Nebenwirkungen und Auswirkungen müssen die Betroffenen dann leider in Kauf nehmen. Bei einem Wunschkaiserschnitt solltest du sie in deinem Entscheidungsprozess aber durchaus berücksichtigen. Wenn du zu einem Kaiserschnitt tendierst, obwohl aus medizinischer Sicht nichts dafürspricht, versuche, den Gründen dafür auf die Spur zu gehen.

WAS WÜRDE DIR SICHERHEIT GEBEN, DICH DER HERAUSFORDERUNG EINER VAGINALEN GEBURT ZU STELLEN?

Hör mal in dich rein

Kaiserschnittarten

Primäre Sectio

Die Hälfte aller Kaiserschnitte wird vor Wehenbeginn gemacht. Manchmal wird die Entscheidung dafür bereits in der Schwangerschaft getroffen und der Eingriff für einen bestimmten Termin geplant. Ohne Not oder Begründung sollte er nicht vor der 39. Schwangerschaftswoche liegen, damit das Baby reif genug ist, um den Herausforderungen einer Kaiserschnittgeburt gewachsen zu sein. Schließlich löst es bei diesem Geburtsmodus nicht selbst die Geburt aus und wird ganz schön überrascht. Das stresst und viele Neugeborene brauchen ein Weilchen, bis sie sich an das Leben außerhalb der Gebärmutter anpassen können.

Die Gründe für eine sogenannte primäre Sectio sind vielfältig. So können beispielsweise Fehlbildungen des weiblichen Beckens, einige mütterliche Erkrankungen (u.a. florierender Genitalherpes) oder eine schwere Präeklampsie dafür verantwortlich sein. Manchmal ist die Plazenta direkt vor dem Gebärmutterhals angewachsen und versperrt dem Baby damit den Ausgang. Wenn bei einer Zwillingsschwangerschaft das erste Kind nicht kopfüber in der Gebärmutter liegt und Drillinge oder Vierlinge erwartet werden, führt die Geburt ebenfalls über den Operationssaal. Manche Babys legen sich leider quer oder stehen mit den Füßchen „am Tor zur Welt". Das wirkt nur auf den ersten Blick startklar ist, aber leider ein No Go für eine vaginale Geburt.

Sekundäre Sectio

Wenn die Entscheidung für einen Kaiserschnitt erst während des Geburtsverlaufes getroffen wird, spricht man von einer sekundären Sectio. Super, dass es sie gibt! Vor allem für alle geburtshilflichen Notfälle oder wenn es zu einem Stillstand der Geburt kommt und Baby oder Gebärende völlig überanstrengt sind. Die Hebamme bleibt immer an der Seite der Gebärenden. Sie kann ein Anker sein, wenn das Geburtsgeschehen urplötzlich von einem bislang fremden Operationsteam beherrscht wird. Viele Handgriffe vor dem Eingriff (z.B. Legen eines venösen Zugangs für Medikamente, Zubereitung von Infusionen, Setzen eines Blasenkatheters) macht die Hebamme selbst. Sie wird dir einfühlsam erklären, welche Schritte noch gesetzt werden. Wenn dann im Operationssaal alle Gesichter hinter ihren Masken verschwinden, ist zumindest ein Augenpaar vertraut.

VBAC – eine Abkürzung steht für den längeren Weg

Dieses Akronym ist die Abkürzung für „vaginal birth after caesarean section" und steht für die Entscheidung, nach einem vorangegangenen Kaiserschnitt, wenn alles dafürspricht, eine vaginale Geburt anzustreben. Manche Schwangere haben den Eindruck, um diesen Geburtsmodus kämpfen zu müssen, andere wiederum fürchten sich regelrecht davor und möchten diesen Weg auf keinen Fall einschlagen. Um eine Entscheidung für den passenden Geburtsmodus treffen zu können, brauchst du ein gutes Aufklärungsgespräch, das alle Für und Wider gegenüberstellt. Deiner Vorgeschichte kommt ebenso eine große Bedeutung zu wie die aktuelle Schwangerschaft, und Fragen wie die folgenden werden geklärt: Was war der Grund für den ersten Kaiserschnitt? Wie viel Zeit ist seither vergangen? Wo ist die Plazenta angewachsen? Wie ist die Kaiserschnittnarbe beschaffen? Der weit verbreitete Glaubenssatz: „Einmal Kaiserschnitt, immer Kaiserschnitt" hat nur in den seltensten Fällen seine Berechtigung.

Sectio-Bonding

Wenn es dem Baby gut geht, wird es im Idealfall nach dem Kaiserschnitt auf die Brust seiner Mutter gelegt und darf dort zumindest ein paar Minuten kuscheln. Ganz so ungestört wie nach einer vaginalen Geburt zu Hause oder im Gebärraum ist das natürlich nicht, aber allemal besser als gar nichts. Später übernimmt dann meist der andere Elternteil oder die Begleitperson den Haut-zu-Haut-Kontakt, bis die Operation beendet ist und endlich alle glücklich vereint sind. Wenn sich das Baby mit der Anpassung an das Leben außerhalb der Gebärmutter schwertut und erstmal medizinisch versorgt werden muss, tut Kuscheln im Haut-zu-Haut-Kontakt gut, wann immer es möglich ist. Davon kann das Baby nicht genug bekommen.

Self-care: Narbenmassage

Jede Narbe erzählt eine Geschichte. Eine Kaiserschnittnarbe erzählt die der Geburt eines Kindes. Die Nähte lösen sich in der Regel selbst auf und die Wunde ist zu diesem Zeitpunkt meist gut verheilt. Mehr als ein winziges Ziehen ist beim Nähen kaum zu spüren. Zu dieser Zeit sieht die Narbe meist noch etwas dunkelrot aus. Denn bis im Idealfall schlussendlich nur noch ein weißer Strich auf der Haut an den Kaiserschnitt erinnert, dauerte es mehrere Monate. In dieser Phase ist es wichtig, das Narbengewebe vor direkter Sonnenbestrahlung zu schützen, da es besonders empfindlich gegenüber UV-Strahlen ist.

Sobald die Wunde geschlossen ist und die Nähte entfernt sind, sollte täglich ein paar Minuten lang eine sanfte Narbenmassage durchgeführt werden. Für die Massage, die am besten in der Narbenmitte begonnen wird, können spezielle Narbensalben oder hochwertige Öle verwendet werden. Die Narbe kann in ihrem Längsverlauf und in kreisenden Bewegungen massiert und ein bisschen gegeneinander verschoben werden. So bleiben die einzelnen Gewebsschichten weich und geschmeidig, Verklebungen und Verwachsungen der Gewebeschichten wird vorgebeugt sowie die Durchblutung und der Lymphfluss gefördert. Wenn man zu Keloidbildungen neigt, also zu einer wulstigen Narbenbildung, kann man sich in der Apotheke ein Narbengel besorgen.

Schwerwiegende Wundheilungsstörungen treten nach dem Kaiserschnitt selten auf. Verantwortlich dafür sind meist Vorerkrankungen wie Diabetes Mellitus, Adipositas, Vitamin– oder Eisenmangelerkrankungen. Die häufigsten Probleme sind Blutergüsse (Hämatome), Ansammlungen von Lymphflüssigkeit und Wundsekret oder Infektionen des Wundgebiets. Solche schlecht abheilenden Wunden werden lokal antiseptisch oder antibiotisch nachbehandelt, bei Bedarf gespült und mit speziellen Wundauflagen zur Heilung gebracht.

6. Goldene Stunde

Die erste Lebensstunde

Kuscheln, Stillen, zärtliche Küsschen und sanftes Streicheln über die zarte Babyhaut – nichts erscheint mir in der ersten Stunde nach der Geburt schöner und wichtiger.

Viele Eltern spüren eine Woge der Erleichterung und Dankbarkeit, wenn auf die letzte Wehe der erste Schrei ihres neugeborenen Babys folgt und Tränen der Freude und Dankbarkeit laufen ihnen über die Wangen. Manchmal herrscht im ersten Moment auch eine gewisse Nüchternheit. Besonders, wenn die Erschöpfung groß ist und man sich leer und ausgepumpt fühlt. Statt von großen Glücksgefühlen überflutet zu werden, werden in solchen Momenten vielleicht erstmal mal die Fingerchen des kleinen, blutverschmierten, klebrigen Geschöpfs gezählt.

Ob dir die Hebamme dein Neugeborenes in die Arme legen soll oder du es lieber selbst an dich nehmen möchtest, entscheidest du am besten selbst. Das gehört zu den Dingen, die du in deinem Geburtsplan festschreiben und mit deiner Hebamme absprechen kannst. Du weißt schon: Nur wer sich im Vorfeld Gedanken macht, wie es im Idealfall sein soll, wird Gestaltungsspielräume nutzen können und nicht von Routinen überrollt.

Geburtsplan auf Seiten 222-225

Wenn es euch beiden gut geht, wäre ein ungestörter Moment nach der Geburt wünschenswert. Telefonieren, Fotografieren, Wiegen, Messen und Anziehen sollten unbedingt hintangestellt werden. Das Baby wird es lieben, mit seinem nackten Bauch auf deiner nackten Haut zu liegen und mit trockenen, warmen Tüchern gut zugedeckt zu werden. So nimmt es weiterhin deinen Herzschlag wahr, genießt deine Körperwärme und ist gegen Auskühlung geschützt. Das ist superwichtig, denn Neugeborene können ihre Körpertemperatur nicht ausreichend regulieren und dürfen keinesfalls auskühlen.

Sonst verlieren sie zu viel Energie, die sie für die große Anpassungsleistung an das Leben brauchen. Und die hat mit dem ersten Atemzug begonnen.

Die meisten Neugeborenen kommen mit einer klebrigen, weißlichen Fettschicht auf der Haut zur Welt. Je reifer dein Baby geboren wird, umso weniger dieser sogenannten Käseschmiere (Vernix caseosa) wirst du noch sehen. Sie dient als Schutzschicht gegen das Aufweichen der Haut durch das Fruchtwasser. Nach der Geburt sollte die Käseschmiere nicht weggewaschen werden. Sie wärmt das Baby in den ersten Stunden nach der Geburt, schützt es vor Austrocknung, hält Hautkeime ab, pflegt die Haut und zieht ganz von selbst in die Haut ein.

Gesunde Neugeborene kommen mit einem ausgeprägten Reflexverhalten auf die Welt und reagieren auf die unzähligen Sinneseindrücke, die plötzlich auf sie einprasseln, mit Schreien, Armbewegungen und dem Heben und Drehen ihres Köpfchens. Gut so, denn Reflexe sind ein Zeichen dafür, dass das Baby neurologisch gesund ist. Um es nicht zu überreizen, brauchen Neugeborene eine dementsprechende Atmosphäre. Gedämpftes Licht, wenige Positionswechsel und Ruhe helfen ihm dabei, sich zu entspannen. Schließlich hat dieser wunderbare kleine Mensch vor wenigen Minuten eine Geburt hinter sich gebracht, reichlich Stresshormone ausgeschüttet, seine Lungen entfaltet und wird bald seinen Hunger und Durst stillen.

Haut–zu–Haut–Kontakt

Bei jedem Haut-zu-Haut-Kontakt und beim Stillen wird das Hormon Oxytocin ausgeschüttet. Es bringt die Milchproduktion in Gang, fördert deine körperlichen Rückbildungsprozesse, reduziert Stress und stärkt eure Eltern-Kind-Beziehung. Oxytocin wird auch „Kuschel- oder Bindungshormon" genannt. Denn es dient als emotionaler Kitt in Beziehungen und löst das zauberhafte Gefühl des Verliebtseins aus. Für all diese schönen Eigenschaften liebe ich Oxytocin!

Abnabeln

Solange die Nabelschnur pulsiert, profitiert dein Baby davon, da seine Eisenversorgung so verbessert wird. Wenn du die Nabelschnur angreifst, spürst du das Pulsieren ganz deutlich. Im Idealfall wird das Abnabeln von der Hebamme in Ruhe vorbereitet und wenn du oder deine Begleitperson die Nabelschnur selbst durchtrennen wollt, solltet ihr das angeleitet tun.

Dem Baby tut das Abnabeln nicht weh. Die gallertartige Wharton-Sulze der Nabelschnur gehört zum embryonalen Bindegewebe und ist von großen Gefäßen durchzogen, Nerven oder Schmerzrezeptoren hat sie aber keine und ihre Funktion hat sie ebenfalls bereits erfüllt. Nachdem die Nabelschnur auspulsiert ist, klemmt die Hebamme die Nabelschnur ein paar Zentimeter über dem Babybauch mit einer Plastikklemme ab. Hinter dieser Klemme, die nach ein paar Tagen gemeinsam mit dem abgetrocknetem Nabelschnurrest abfällt, wird die Nabelschnur durchgeschnitten. Das Durchtrennen der Nabelschnur ist nicht nur eine Notwendigkeit, es steht auch sinnbildlich für den Start in ein eigenständiges Leben. Ihr könnt das gemeinsam als Symbolakt zelebrieren.

Der Nabelschnurrest trocknet in den Tagen nach der Geburt ein und fällt etwa eine Woche nach der Geburt ganz von selbst ab. Die Hebamme wird die Klemme am zweiten oder dritten Lebenstag deines Babys entfernen und die Heilung im Auge behalten. Sobald der Nabelschnurrest abgefallen ist, siehst du den etwas feuchten Nabelgrund, bis schließlich ein kleines Häutchen darüber wächst und die Nabelheilung gänzlich abgeschlossen ist.

Nachwehen

Deine Nachwehen setzen direkt nach der Ablösung der Plazenta ein, ganz unabhängig davon, ob dein Baby vaginal oder mit Hilfe eines Kaiserschnittes auf die Welt gekommen ist. Dann schüttest du nämlich Oxytocin aus – das sogenannte Kuschelhormon, erinnerst du dich? Das wiederum begünstigt deine Rückbildungsprozesse und später auch das Herauströpfeln deiner Milch. Da kann echt keiner mehr sagen: Mutter Natur wüsste nicht, was sie tut.

Da deine Harnblase und deine Gebärmutter sowas wie Nachbarinnen sind, fechten sie ein bisschen um den Platz. Gehe vor dem Stillen lieber noch auf die Toilette, damit es dann beim Stillen im kleinen Becken möglichst friedlich zugeht. Außerdem bekommst du beim Stillen ohnedies Durst. Dann kannst du dir gleich eine Wasserflasche holen und dein Baby und du, ihr trinkt beide gleichzeitig.

Babys haben eine Mission

Innerhalb der ersten Stunde nach der Geburt beginnen fast alle Babys zu schmatzen, die Zunge herauszustrecken und sich über die Lippen zu schlecken. Sie zeigen damit unmissverständlich, dass sie hungrig sind und gestillt werden möchten. Das Wort „Säugling", das in deinen Ohren vielleicht ein bisschen altmodisch klingt und für meinen Geschmack viel zu selten verwendet wird, verrät deutlich: Säuglinge haben eine Mission. Sie wollen und lieben Saugen. Am liebsten an der mütterlichen Brust, um gut zu gedeihen und all den Aufgaben gewachsen zu sein, die das Leben bereithält.

Wenn man ein Baby nach der Geburt zwischen den Beinen oder auf dem Bauch der Mutter liegen lassen würde, würde es wie eine kleine Raupe allmählich in Richtung seiner Nahrungsquelle robben, um dort anzudocken. Es orientiert sich dabei an der Linea Fusca (braune Linie), die sich während der Schwangerschaft auf der Mittellinie des Bauches bildet. Du findest im Internet dazu einige bezaubernde und eindrucksvolle Videos. Mit dem Suchbegriff „Breast Crawl" wirst du fündig.

Dieser angeborene Suchreflex hilft Menschenkindern, nicht zu verhungern. Das erste Stillen sollte daher genau zu diesem Zeitpunkt stattfinden. Das instinktive Verhalten der Neugeborenen ist aber nicht nur unmittelbar nach der Geburt zu beobachten, sondern es bleibt viele Wochen erhalten. Immer wenn ein Säugling hungrig mit dem Gesicht in der Nähe der Brüste seiner Mutter liegt, wird dieser Suchreflex ausgelöst.

Du kannst ihn dir bei Stillschwierigkeiten zu Nutze machen. Streichle dein Baby sanft auf der Körpervorderseite und animiere es auf diese Weise zum Stillen. Beim sogenannten intuitiven Stillen, auch „Laid Back Nursing" („zurückgelehntes Stillen") oder „Biological Nurturing" genannt, lehnst du dich etwas zurück und kommst in eine halbliegende oder halbsitzende Position. Dein Baby macht den Rest dann ganz von selbst und wird sich über kurz oder lang an deiner Brust ansaugen. Faszinierend!

▶ mehr Still-
positionen
ab Seite 203

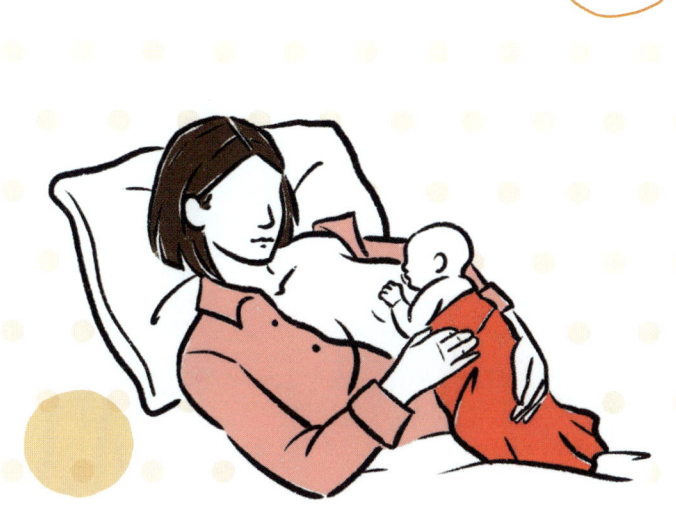

Zurückgelehntes Stillen

Cuts im Verborgenen

Das Gewebe der Geburtswege kann sich beeindruckend stark dehnen. Manchmal kommt es dennoch zu oberflächlichen oder tiefergehenden Verletzungen des Muttermunds, der Vagina, der Labien oder des Damms. Nachdem die Plazenta geboren wurde, werden die Geburtswege auf Verletzungen kontrolliert und gegebenenfalls versorgt. Die Wundversorgung geschieht unter lokaler Betäubung. Falls du während der Geburt einen Kreuzstich bekommen hast, kann er jetzt der Schmerzausschaltung dienen. Das Nahtmaterial löst sich im Laufe der Wochenbettzeit von selbst auf und es müssen keine Nähte gezogen werden.

Wenn du Schmerzen hast, ist alles erlaubt, was Linderung bringt und keine Nebenwirkungen hat. Dazu zählen auch Schmerzmittel in Form von Zäpfchen und Tabletten. Bei nässenden Dammschnittwunden wird Eichenrindenextrakt als heilende Waschlösung empfohlen. Dieser Gerbstoff soll den Heilungsprozess beschleunigen, denn er versiegelt an der Oberfläche die Haut und erschwert das Bakterien- und Pilzwachstum. So können Juckreiz und Entzündungen reduziert werden. Halte deinen Intimbereich in den Tagen nach der Geburt am besten mit fließendem, klaren Wasser sauber. Damit es nicht zu Wundinfektionen kommt, achte besonders nach dem Stuhlgang auf Sauberkeit. Du kannst dir eine kleine Wasserflasche bereitstellen, sodass die Reinigung auf der Toilette unkompliziert und alltagstauglich ist.

Wenn du während des Harnlassens Wasser über die Vulva rinnen lässt, verdünnst du damit deinen Harn und verhinderst ein mögliches brennendes Gefühl, das vor allem in den ersten Tagen nach der Geburt auftreten kann.

Kleinere und oberflächliche Geburtsverletzungen heilen erfreulicherweise meist innerhalb einer Woche gut ab. Größere Dammrisse sind meist nach zwei Wochen oberflächlich verheilt. Wie lange die tieferen Muskelschichten aber tatsächlich brauchen, um ganz auszuheilen, ist nicht vollständig geklärt.

Dammschnitte und Verletzungen der Schließmuskulatur (Anus) brauchen etwa ein Monat, um wieder heil zu werden.

Wenn du nach der Geburt beispielsweise Schmerzen beim Harnlassen, Sitzen, Sport oder beim Sex hast, du Harn oder Stuhl nicht mehr halten kannst oder eine optische Beeinträchtigung zu einem Leidensdruck führt, sprich das unbedingt bei deiner Hebamme, deiner Gynäkologin oder deinem Gynäkologen an. Möglicherweise wird eine Narbenkorrektur gemacht oder ein gezieltes Beckenbodentraining verordnet. Wenn du wochenlang den Verdacht hast, dass du unter den Folgen einer Geburtsverletzung leidest, die nicht gut heilt oder in ihrem Schweregrad nicht erkannt wurde, bist du bei Physiotherapeut:innen mit dem Schwerpunkt Gynäkologie, Geburtshilfe, Urologie und Proktologie in den besten Händen.

Du sollst keinen Preis dafür zahlen, dass du ein Baby geboren hast. Es ist wichtig, dass du dich in deinem Körper wohlfühlst – ohne Wenn und Aber!

Babys erster Eindruck

Der Allgemeinzustands eines Neugeborenen wird in den Minuten nach der Geburt aufmerksam beobachtet und mit Hilfe des APGAR-Scores eingeschätzt. Die Atmung, die Herzfrequenz, der Grundtonus der Muskulatur, die Hautfarbe und die Reflexe werden insgesamt dreimal bewertet. Außerdem wird bei Geburten im Krankenhaus aus der Nabelschnur Blut gewonnen, um Auskunft über den Säure-Basenhaushalt zu erhalten. Er erzählt davon, wie es dem Baby während der Geburt ergangen ist.

Du weißt schon, dass dein Baby in der ersten Stunde von deiner Brust trinken sollte. So kommt die Milchproduktion am besten in Gang und die Neugeborenenmilch, auch „Kolostrum" genannt, hilft dabei, den kindlichen Blutzuckerspiegel stabil zu halten. Gemessen wird er routinemäßig nur, wenn dein Baby zittrig wirkt, mit über 4000 oder unter 2500 Kilogramm auf die Welt gekommen ist, eine Frühgeburt war oder du in der Schwangerschaft zuckerkrank geworden bist.

Frühestens nach ausgiebigem Kuscheln mit direktem Haut-zu Haut-Kontakt und Stillen solltest du dein Baby aus der Hand geben. Aus der Sicht eines minutenalten Kindes und einer Mutter, die gerade geboren hat, ist eine frühe Trennung nicht sinnvoll, außer es handelt sich um eine unaufschiebbare, medizinische Notwendigkeit. Lasse dir dein Baby in seiner ersten Lebensstunde nicht für pflegerischen To-Dos wie Wiegen, Messen, die Verabreichung von Prophylaxen, Wickeln, Anziehen etc. wegnehmen. Wenn du einen Geburtsplan schreibst, notiere das dort. Meist stecken nämlich organisatorische Gründe dahinter, wenn diese erste „heilige" Zeit gestört wird. Die schriftliche Dokumentation einer Geburt verlangt nach vielen Daten. Aus Sicht des Krankenhauspersonals gilt daher möglicherweise das Motto: „Was wir haben, das haben wir".

Geburtsplan auf Seiten 222-225 ◀

Auch wenn du eine Dammverletzung hast, die versorgt werden muss, ist diese Zeit nicht der beste Moment, um dir das Baby weg-zunehmen und es in der Zwischenzeit zu versorgen. Im Gegenteil: Während du genäht wirst, kann es sehr tröstlich sein, mit dem Baby zu schmusen und nicht mit der vollen Aufmerksamkeit bei der Ver-sorgung der Geburtsverletzung sein zu müssen. Wenn dich das aber überfordert, ist es eine gute Gelegenheit, die zweite Bezugsperson, wenn es sie gibt, mit dem Baby im Haut-zu-Haut-Kontakt kuscheln zu lassen.

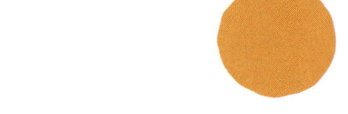

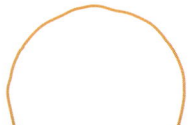

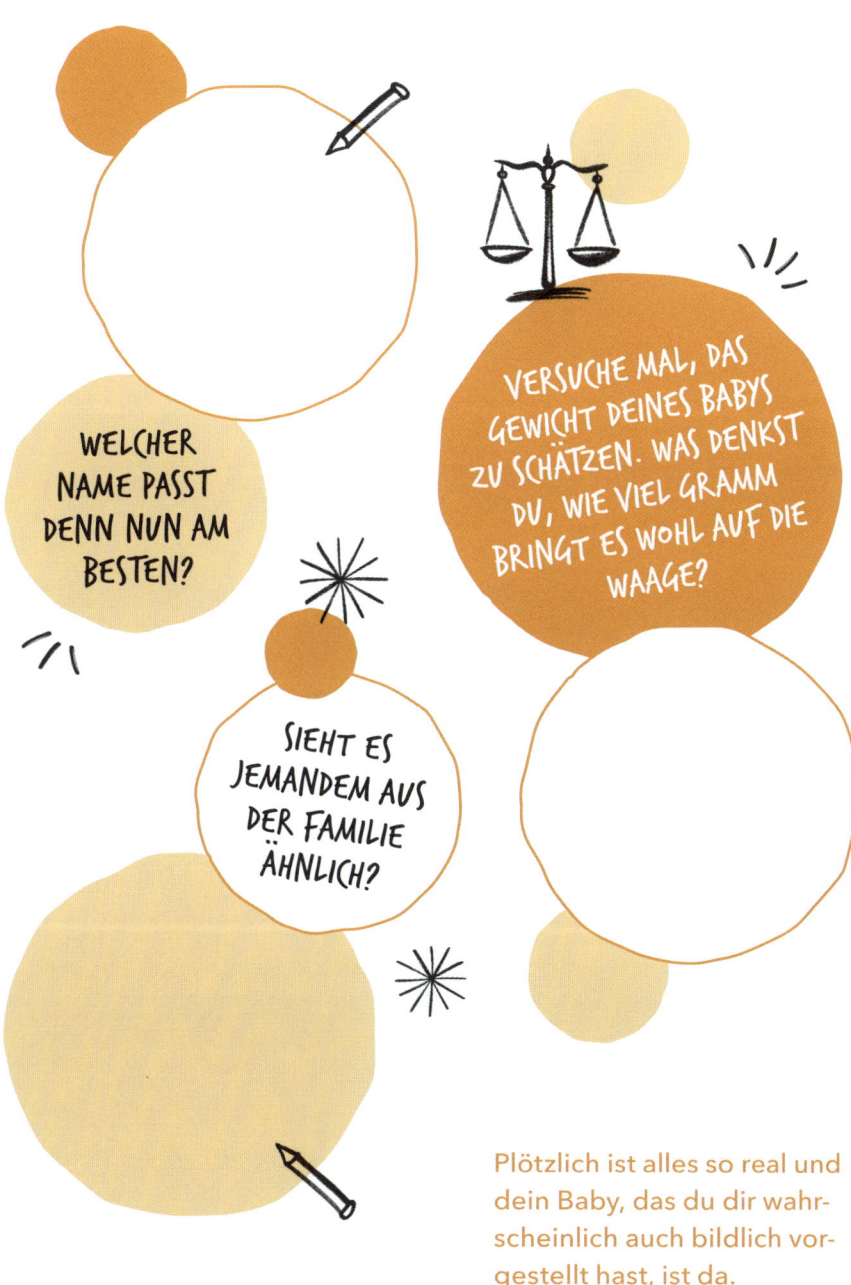

WELCHER NAME PASST DENN NUN AM BESTEN?

VERSUCHE MAL, DAS GEWICHT DEINES BABYS ZU SCHÄTZEN. WAS DENKST DU, WIE VIEL GRAMM BRINGT ES WOHL AUF DIE WAAGE?

SIEHT ES JEMANDEM AUS DER FAMILIE ÄHNLICH?

Plötzlich ist alles so real und dein Baby, das du dir wahrscheinlich auch bildlich vorgestellt hast, ist da.

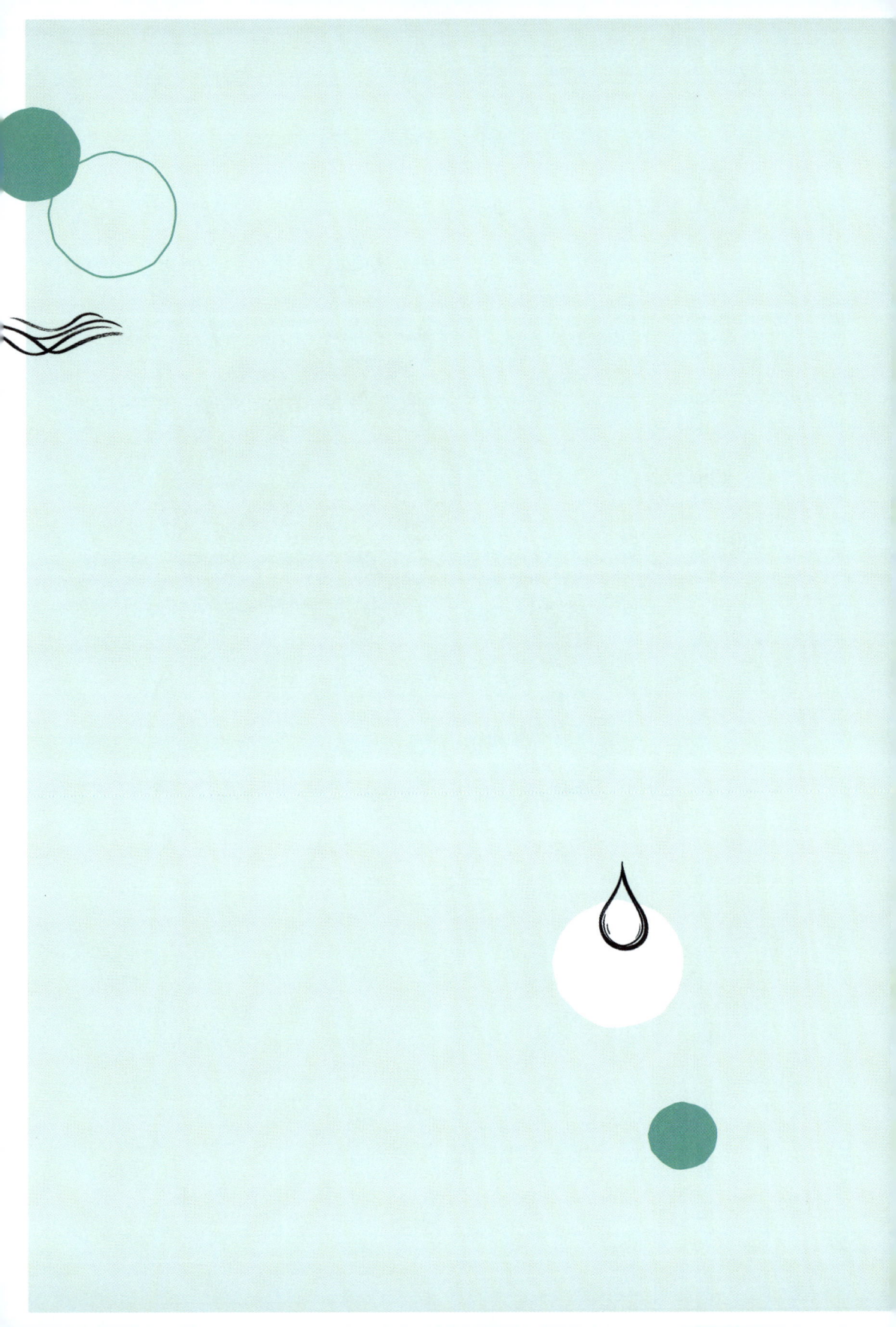

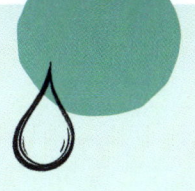

WOCHENBETTZEIT

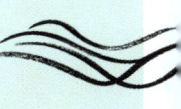

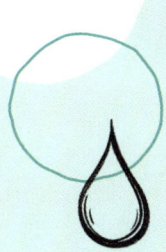

TEIL DREI

WOCHEN-BETTZEIT

Geburt bis acht Wochen danach

Das Wochenbett ist eine Zeit der Erholung, der Regeneration und eine innige Kuschelzeit mit dem Baby. Alles fließt: Tränen, Milch und Wochenfluss

1. Nachbesprechung

Die Geburt nachbesprechen zu können, tut gut. Es wäre schön, wenn Nachbesprechungen ganz selbstverständlich zu jeder Betreuung dazugehören würden. Bedauerlicherweise sind Nachbesprechungen mit dem geburtshilflichen Team, das die Geburt deines Babys begleitet hat, nicht überall der goldene Standard. Manchmal sind sie besonders wichtig, um nachvollziehen und verarbeiten zu können, was passiert ist. Das gilt vor allem für Geburten, bei denen blitzschnell gehandelt werden musste. Wenn nach der Geburt niemand, der dabei war, greifbar oder gar negativ behaftet ist, kann ein Gespräch mit einer außenstehenden Fachperson oder sehr einfühlsamen Menschen ebenso hilfreich sein. Denn die Anerkennung für die unglaublich große Leistung der Geburtsarbeit darf nicht zu kurz kommen und Trost sollte gespendet werden, wenn er gebraucht wird. Das Gefühl, die Situation nicht ausreichend verstanden zu haben und dem Geschehen machtlos ausgeliefert gewesen zu sein, kann eine schmerzliche Erfahrung sein und einen

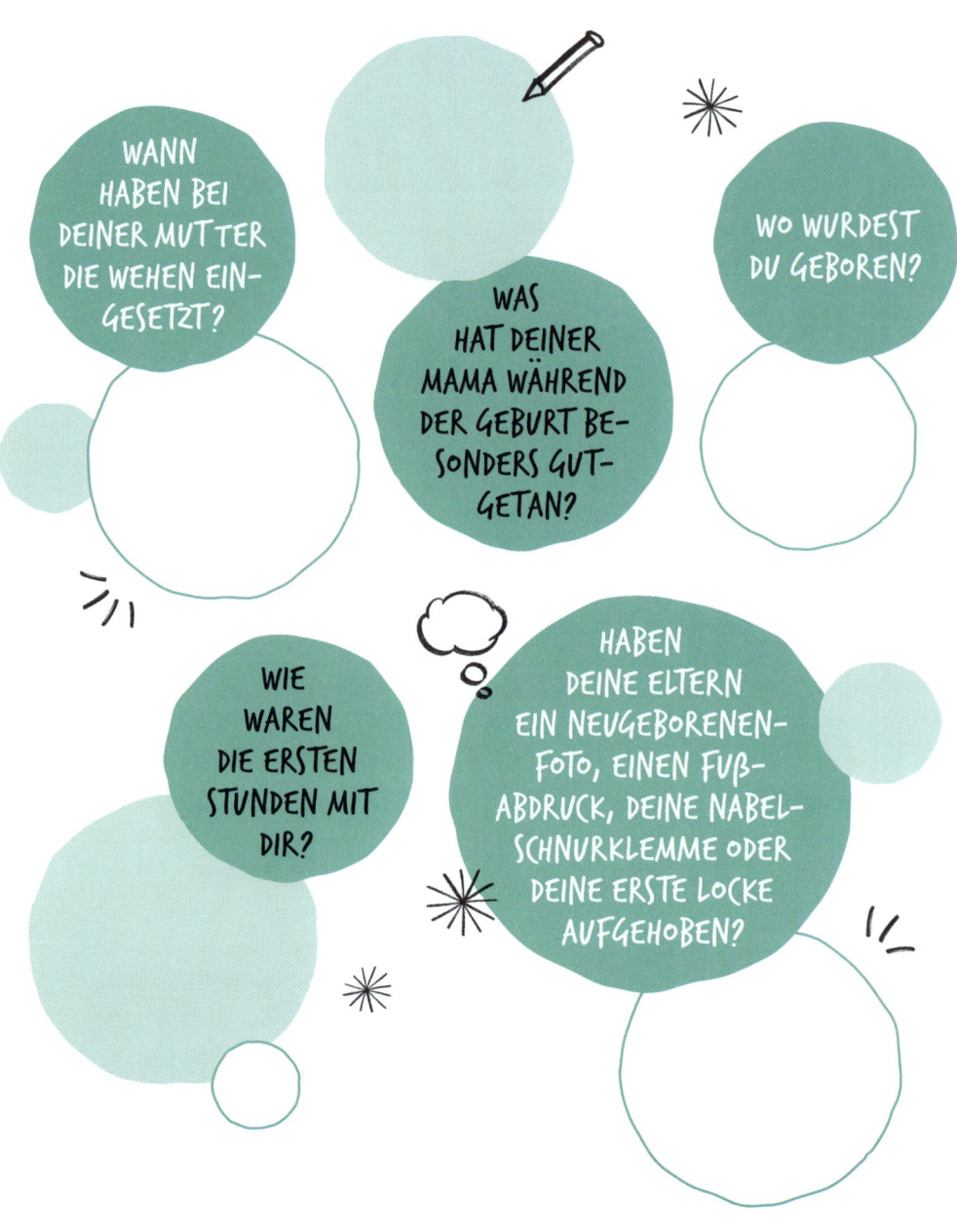

WANN HABEN BEI DEINER MUTTER DIE WEHEN EINGESETZT?

WAS HAT DEINER MAMA WÄHREND DER GEBURT BESONDERS GUTGETAN?

WO WURDEST DU GEBOREN?

WIE WAREN DIE ERSTEN STUNDEN MIT DIR?

HABEN DEINE ELTERN EIN NEUGEBORENEN-FOTO, EINEN FUß-ABDRUCK, DEINE NABEL-SCHNURKLEMME ODER DEINE ERSTE LOCKE AUFGEHOBEN?

bitteren Nachgeschmack haben. Noch bitterer wird es, wenn Schmerzen, Enttäuschung oder große Trauer den Raum erfüllen. Bitte um eine Nachbesprechung, wenn du das Gefühl haben solltest, sie zu brauchen.

Vielen Eltern hilft es, von der Geburt ihres Babys zu erzählen. Auch Jahre später sind Eindrücke so präsent, als wäre es gerade eben passiert. Mir erzählen oft Menschen von ihren Geburten und ich empfinde das als große Geste des Vertrauens und höre gerne zu. Das sind nicht nur jene, die gerade geboren haben. Nein, es sind nahezu alle, die ein Kind geboren haben, wie z.B. Achtzigjährige, die sich noch an Details erinnert, obwohl die Geburt mehr als fünf Jahrzehnte zurückliegt.

Wenn du in der glücklichen Situation bist, dass du deine Eltern fragen kannst, wie die Zeit war, als sie dich erwartet haben, werdet ihr vielleicht in Erinnerungen schwelgen. Manchmal kommen Tränen der Erleichterung, der Dankbarkeit oder ein Schmerz hoch. Schön, dass du in diesem Moment an ihrer Seite bist, und sehr besonders, dass du selbst in wenigen Monaten oder Wochen Mutter wirst.

2. Kuschelzeit

Das Wochenbett darf, oder ich möchte fast sagen, sollte eine Zeit des Rückzugs und des Schlabberlooks sein. Im altmodischen Begriff „Wochenbett" verbirgt sich vielsagend der Begriff „Bett". Das gibt unmissverständlich zu verstehen, dass Rekonvaleszenz, also Genesung, auf der Tagesordnung steht. Gemütliche Hosen mit weichem Bund und stilltaugliche Oberteile sind jetzt empfehlenswert. Ich finde diesen cosy Look übrigens auch einen sehr guten Gradmesser dafür, wer in dieser besonderen Zeit auf der Besucher:innenliste steht. Überlege dir, wer dich im Nachthemd, vielleicht mit einem kleinen Blutfleck drauf, Muttermilchflecken, zerzausten Haaren, ungeschminkt und mit Augenringen sehen darf. Mir fällt dann, beim besten Willen, nur eine Handvoll sehr vertrauter Menschen ein.

Vielleicht hilft dir diese Überlegung, wenn sich plötzlich Besuch ankündigt. Manchmal sind es Bekannte, die du schon lange nicht mehr gesehen hast, Nachbar:innen oder Arbeitskolleg:innen. Vielen geht es bei ihren Besuchen weniger darum, dich zu fragen, wie es dir geht, dich zu entlasten oder deine großartige Leistung zu feiern. Die meisten wollen „Baby schauen" und es am liebsten auch in den Armen halten und herumtragen. Frage dich, ob du schon bereit dazu bist, dein Neugeborenes aus der Hand zu geben. Wenn nicht, lasse das nicht zu. Verlasse dich auf deinen Beschützer:inneninstinkt.

Du kannst außerdem selbst gut steuern, wann ihr die Geburt bekannt gebt. Kaum jemand weiß, wann deine Wehen eingesetzt haben und das Baby geboren wurde. Wenn ihr euch mit Nachrichten und Postings zurückhaltet, habt ihr selige Ruhe. Igelt euch eine Weile zu Hause ein. Die Wochenbettzeit darf ruhig „aus der Zeit fallen".

Wenn du das Bedürfnis verspürst, ein paar Schritte an der frischen Luft zu machen, ist das natürlich auch ok. Übertreibe es aber nicht und denke daran, dass es anfangs vielleicht noch länger dauert, bis man sich selbst und das Baby startklar hat. Anfangs würde ich daher das „Auslüften" direkt nach dem Stillen oder Füttern planen und nur eine Mini-Runde gehen. Ohne Eile und ohne zu einem Termin zu hetzen. Das ist auch der Grund, warum ich eine kinderärztliche Visite bei euch zu Hause, wenn möglich, einem Besuch in der Ärzt:innenpraxis vorziehen würde.

WAS BRAUCHST DU, UM DICH IN DEINER
HAUT RICHTIG WOHLZUFÜHLEN?

VON WEM KÖNNTEST DU UNTERSTÜTZUNG GUT
ANNEHMEN, OHNE DAS GEFÜHL ZU HABEN, ETWAS
ZURÜCKGEBEN ZU MÜSSEN?

WAS GENAU WÄRE DIR EINE RICHTIG GUTE HILFE
UND ENTLASTUNG?

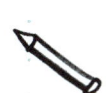

3. Wochenfluss

Als sichtbares Wundheilungszeichen begleitet dich der Wochenfluss (Lochien). In den ersten Tagen nach der Geburt ist der Wochenfluss in der Regel am stärksten und blutig. Die Zusammensetzung des Sekretes ist vielfältiger als Menstruationsblut und riecht daher auch anders. Für Hebammen und Geburtshelfer:innen ist dies ein wichtiger Parameter zur Kontrolle der Wundheilung. Anhand der Menge, Farbe, des Geruchs und der Konsistenz des Wochenflusses kann der Heilungsprozess beobachtet und eingeschätzt werden.

Am ersten Tag nach der Geburt werden deine Lochien blutig und reichlich sein (ca. 300 ml), am zweiten und dritten Tag ein bisschen weniger. Schon ab dem vierten Tag bis zum Ende der ersten Woche nach der Geburt geht diese Blutung für gewöhnlich in ein rötliches, bräunliches, dünnflüssiges Wundsekret über, das deutlich schwächer ist als die Tage davor. Danach werden die Lochien allmählich gelblich oder weißlich und nach vier bis sechs Wochen spricht man in den meisten Fällen von einer abgeschlossenen Wundheilung und einer neu aufgebauten Gebärmutterschleimhaut.

Für die Blutung und das Wundsekret, die dich bis zu sechs Wochen nach der Geburt – in unterschiedlicher Intensität – begleiten werden, solltest du Binden verwenden. Da normale Monatsbinden anfangs zu wenig saugstark sind, brauchst du für die erste Zeit ein paar Päckchen Wochenbettbinden. Geeignete Binden findet man meist in den Regalen für Inkontinenzprodukte. Für einen Tanga oder normalen Slip sind diese Einlagen meist zu voluminös.

Um die eigenen Wäschestücke vor Verunreinigung zu schützen, bieten sogenannte Netzhöschen oder Einmalunterhosen die beste Alternative. Wenn du auf Nummer Sicher gehen möchtest, dass kein Blutstropfen in die Matratze sickert, besorge dir einen Matratzenschoner oder Moltonbetteinlagen aus Biobaumwolle. Du hast im Wochenbett vielleicht auch das verstärkte Gefühl, eine gründliche Intimhygiene machen zu wollen. Am besten verwendest du dafür klares, lauwarmes Wasser und für den Intimbereich geeignete Waschlotionen. Sie sorgen für ein frisches Gefühl, verhindern unangenehme Gerüche und bringen deine Vaginalflora nicht in Aufruhr.

Stoppt der Ausfluss oder ist er ungewöhnlich schwach, wird deine Hebamme aktiv, um die Ursache zu finden. Meist liegt es an einer Abflussbehinderung durch Eihautreste (das sind Teile der Fruchtblase). Um so einen Lochialstau zu lösen oder ihm vorzubeugen, kann es hilfreich sein, dich immer mal wieder auf deinen Bauch zu legen. Eine Bauchmassage, Stillen und Bewegung können ebenfalls dabei helfen, dass alles wieder in Fluss kommt.

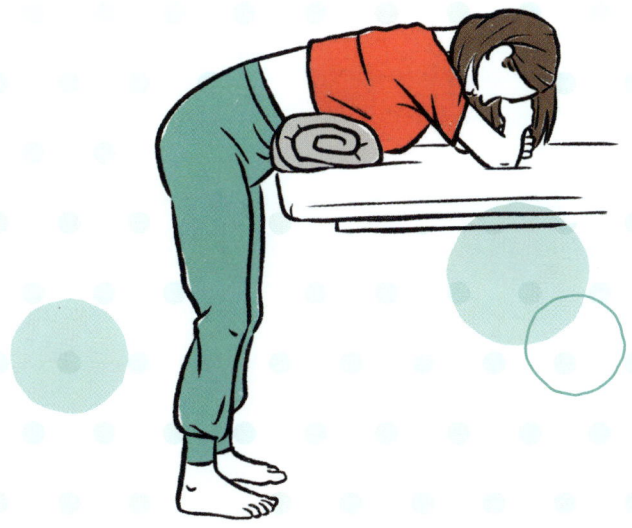

Bauchlagenstand

Wenn du es unangenehm findest, auf deinem Bauch zu liegen, weil du einen Kaiserschnitt hattest oder deine Brust gerade sehr voll und hart ist, kannst du im Stehen deinen Bauch für etwa zehn Minuten auf ein Kissen ablegen, das du auf einen Tisch oder ein hohes Sideboard legst. Der sogenannte Bauchlagenstand unterstützt gleichzeitig die Rückbildung deiner Gebärmutter und entlastet deinen Beckenboden.

Rezept für Energiebällchen (für ca. 30 Bällchen)

Aus „Ayurveda Alchemist – Die große Ayurveda Kochschule" – Sandra Hartmann

Zutaten:

- 160g Kokosfett
- 100g geriebene Mandeln
- 160 ml starker Getreidekaffee
- 1 Päckchen Vanillezucker
- 250g Rohrzucker oder Kokosblütenzucker
- 500g Haferflocken (Kleinblatt)
- 1 El Zimt (ja, stimmt Zimt ist wehenfördernd. Falls du die Bällchen schon in der Schwangerschaft machst, habe keine Sorge: Diese Menge ist unbedenklich.)

Zubereitung:

Kokosfett in eine große Schüssel geben, mit einem Schneebesen den warmen Getreidekaffee einrühren und das Fett auflösen. Zucker, Zimt und Nüsse einrühren. Haferflocken in einer Küchenmaschine grob zu Hafermark zermahlen und beimengen, bis eine feste Masse entsteht. Die Masse etwa eine Stunde ruhen lassen, kleine Bällchen formen und in den Kokosflocken wälzen. Die leckeren Energiebällchen halten in einem gut verschließbaren Geschirr einige Wochen. Bei mir nicht: Ich esse sie meist schnell auf.

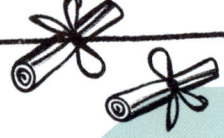

4. Die ersten Checks für das Baby

Nach der Geburt verliert das Baby erstmal an Gewicht, weil es geschlucktes Fruchtwasser ausspuckt, reichlich Ausscheidungen hat und gleichzeitig nur recht kleine Trinkmengen zu sich nimmt. Nach zehn Tagen, spätestens nach zwei Wochen sollte das Geburtsgewicht wieder erreicht werden. Die meisten gesunden Neugeborenen verdoppeln innerhalb der ersten fünf Lebensmonate ihr Geburtsgewicht und verdreifachen es etwa bis zum ersten Geburtstag.

Ernährung und Ausscheidung gehören naturgemäß zusammen. Der Darm deines Babys ist bis zum Zeitpunkt der Geburt mit Mekonium gefüllt. Diese Masse besteht aus etwa 80 % Wasser. Wegen seiner klebrigen Konsistenz wird sie „Kindspech" genannt. In den ersten 48 Lebensstunden wirst du das Mekonium in großen Mengen in der Windel deines Babys vorfinden und etwas Mühe haben, es abzuwaschen. Ein öliger Wattebausch (z.B. Mandelöl) hilft dabei, es besser wegwischen zu können.

Da vom Wiegen vor und nach den Mahlzeiten abgeraten wird, bleiben andere Möglichkeiten, um festzustellen, ob dein Baby genug bekommt. In den ersten Tagen ist Mekonium zu sehen, danach wird der Stuhl etwas gelblicher und sieht ein bisschen aus wie Senf. Sechs bis acht nasse Windeln geben die Gewissheit, dass „oben genug hineinkommt, da unten genug rauskommt". Für die Stuhlausscheidung von gestillten Kindern gilt folgende Faustregel: Zehn mal täglich ist genauso normal wie einmal alle zehn Tage. Vorausgesetzt, das Baby fühlt sich wohl und wirkt zufrieden.

Regelmäßige Gewichts- und Wachstumskontrollen bleiben während des gesamten Säuglingsalters wichtig. Die erhobenen Daten werden in sogenannte Perzentilenkurven eingetragen, um einordnen zu können, ob Gewicht und Größe tatsächlich dem Lebensmonat entsprechen oder Beratungsbedarf bezüglich der Ernährung des Kindes besteht. Denn ob Wonneproppen oder Fliegengewicht, Wachsen und Gedeihen wirkt sich auf die gesamte Entwicklung aus.

Vitamine für das Neugeborene

Einige wenige Nährstoffe müssen dem Baby zusätzlich zur Nahrung zugeführt werden, da sie in der Muttermilch nicht ausreichend vorhanden sind. Neugeborene sollten daher drei Einzeldosen Vitamin K erhalten. Die erste Gabe des Vitamins bekommt das Baby noch am Geburtstag, die zweite zwischen dem dritten und fünften Lebenstag und ein letztes Mal wird die ölige Flüssigkeit dem Baby bei der Vorsorgeuntersuchung zwischen der vierten und sechsten Lebenswoche in den Mund geträufelt. Die Prophylaxe dient der Vorbeugung innerer Blutungen.

Außerdem sollten ab der zweiten Lebenswoche mindestens im ersten Lebensjahr (für Herbst-Winterkinder noch über den ersten Winter hinaus) täglich zwei Tropfen Vitamin D3 verabreicht werden, um rachitischen Erkrankungen (weiche Knochen) vorzubeugen.

Neugeborenen-Screening

Das sogenannte Neugeborenen-Screening dient der frühen Erkennung seltener Krankheiten. Derzeit wird hierbei nach hormonellen Störungen, Stoffwechselerkrankungen und weiteren seltenen Krankheiten wie etwa der Mukoviszidose oder der spinalen Muskelatrophie gesucht. Frühestens 36 und spätestens 72 Stunden nach der Geburt werden deinem Baby dafür einige Blutstropfen mittels eines kleinen Stiches in die Ferse oder einer venösen Blutabnahme entnommen und auf eine Testkarte aus Filterpapier geträufelt. Der Test wird direkt ins Labor geschickt und wenn alles in Ordnung ist, bekommst du keine Rückmeldung. Anhand der Kartennummer kannst du nachvollziehen, ob der Test tatsächlich im Labor angelangt ist. Falls es Auffälligkeiten gibt, meldet sich das Labor und es wird sicherheitshalber eine zweite Probe untersucht. Erst wenn der zweite Befund das gleiche Ergebnis bringt, ist davon auszugehen, dass ein Hinweis auf eine Erkrankung gefunden wurde.

Die gesuchten Krankheiten können zwar nicht geheilt werden, aber durch die Früherkennung können komplizierte Verlaufsformen verhindert werden. Für einen guten Therapieerfolg müssen nämlich von

Anfang an die richtigen Maßnahmen ergriffen werden. Das reicht von Spezialdiäten bis hin zur dauerhaften Einnahme von Medikamenten.

Hörtest

Das Gehör ist die Grundvoraussetzung für die sprachliche Entwicklung und erfreulicherweise hören die meisten Babys gut. Doch die drei Neugeborenen unter Tausend, die kein Hörvermögen haben, sollten gefunden werden. Der Hörtest ist eine schmerzfreie Untersuchung, deren erster Teil bereits in den ersten Tagen nach der Geburt gemacht wird, während das Baby schläft. Denn eine ruhige Umgebung und ein ruhiges Kind sind ideal für die Messung der otoakustischen Emissionen.

Sie funktioniert nach dem Prinzip des Echos. Dabei wird eine Minisonde in den äußeren Gehörgang gelegt, und leise Töne werden ins Innenohr und zur Hörschnecke geschickt. Die zurückgeworfenen Schallwellen können dann gemessen werden und geben Auskunft über alle hörbaren Frequenzen. Bei einem auffälligen Ergebnis folgen weitere Untersuchungen, um das Ausmaß der Hörbeeinträchtigung dingfest zu machen. Manchmal muss der Test wiederholt oder vertagt werden, weil die Ohren noch feucht vom Fruchtwasser sind. In der ersten bis vierten Lebenswoche steht das zweite Hörscreening auf dem Plan.

Hüftultraschall

Die Entwicklung der Hüfte ist zum Zeitpunkt der Geburt nicht bei allen Kindern gänzlich abgeschlossen. Etwa vier Prozent kommen mit einer „unreifen Hüfte" zu Welt (Hüftgelenksdysplasie) und die Hüftgelenkspfanne ist noch zu klein, um den Hüftkopf ausreichend zu überdachen. Aber auch eine Fehlstellung des Hüftgelenks (Luxation), bei der der Hüftkopf nicht perfekt in der Gelenkspfanne sitzt, muss mit Hilfe einer Ultraschalluntersuchung früh erkannt werden. Nur so können Spätfolgen und Operationen möglichst vermieden werden. Gering ausgeprägte Hüftdysplasien, die schon in der ersten Lebenswoche erkannt werden, können beispielsweise durch breites Wickeln (Einlage eines etwa 15 cm breiten Handtuchsteges zwischen den Beinchen) oder der Positionierung in der Anspreizhocke ganz einfach behandelt werden. In hochwertigen Babytragen oder Tragetüchern ergibt sich diese Position nahezu wie von selbst.

Neugeborenen-Gelbsucht

Viele Babys haben in den ersten zehn bis vierzehn Lebenstagen einen gelblichen Hautunterton und gelbliche Verfärbungen im Weiß der Augen. Diese Gelbsucht erreicht zwischen dem dritten und sechsten Lebenstag ihren Höhepunkt und wird nicht durch eine Virusinfektion verursacht, sondern ist Ausdruck einer überforderten und noch etwas unreifen kindlichen Leber. Babys haben nach der Geburt einen Überschuss an roten Blutkörperchen abzubauen. Wenn diese zerfallen, werden sie zu Bilirubin umgewandelt und über kurz oder lang in der Leber abgebaut. Häufiges Stillen hilft dem Baby dabei, die hohe Bilirubinkonzentration leichter loszuwerden.

5. Nährende Zeit

Früher, als man noch überwiegend im Großfamilienverband lebte, waren das Wickeln eines Babys oder eine stillende Mutter Teil des Alltags. „Die Jungen" konnten sich von „den Alten" ganz nebenbei einiges abschauen. Heute kommen in meine Hebammensprechstunden häufig Paare, die noch nie ein Baby in den Armen gehalten haben, denen das Weines eines Kindes große Sorgen bereitet und die sich nicht vorstellen können, dass Säuglinge von Muttermilch satt werden. Gut, dass die meisten Babys wissen, wie Stillen funktioniert. Sie sind nämlich kleine „Säugetiere" und haben das in ihren Genen. Ich erzähle dir jetzt gleich ganz viel über das Stillen und möchte daher vorausschicken, dass du eine wunderbare Mutter bist, auch wenn es – aus welchen Gründen auch immer – mit dem Stillen nicht klappt.

▶ Kapitel „Säuglingsnahrung" ab Seite 206

Feinzeichen

Im Zusammenhang mit Still- und anderen Fütterungssituationen kommt der altersentsprechenden, nonverbalen Art zu kommunizieren eine bedeutende Rolle zu. Babys verständigen sich nämlich über sehr feine Signale mit ihrer Umwelt. Diese sogenannten Feinzeichen der frühkindlichen Kommunikation können von Unbeteiligten leicht übersehen werden, deinen Blicken werden die Andeutungen deines Babys aber kaum entgehen.

Wenn dein Baby den Kopf suchend hin und her bewegt, die Lippen spitzt, zu schmatzen beginnt, seine Händchen zu Fäusten ballt oder die Zunge herausstreckt, spricht es auf seine Art und Weise Klartext: „Ich habe Hunger und Durst!" Wenn du diese Feinzeichen zu deuten weißt, hast du noch kurz Zeit, dich auf das Stillen vorzubereiten.

Solltest du die Hungerzeichen übersehen, wird dich dein Baby umgehend mit Protestgeschrei darüber informieren. Denn der Hunger ist meist groß, da ist es dem Baby egal, dass du vielleicht gerade eingeschlafen bist und es nicht im Auge hattest. Das kann ganz schön anstrengend sein! Daher gleich etwas Tröstendes: Dein Körper schüttet Hormone aus, die es dir leichter machen, nach dem Stillen wieder tief und fest einzuschlafen. Und dein Hormonsystem hält noch einen Kniff bereit. Das Hormon Prolaktin, das für die Milchbildung verantwortlich ist, macht dich tatsächlich toleranter gegenüber monotonen Pflegehandlungen wie Wickeln, Waschen oder der Aufgabe, dein Baby in den Schlaf zu wiegen.

Oxytocin-Massage vor dem Stillen

Lege deine Hände vollflächig und gegenüberliegend auf deine Brust auf und schiebe das Brustgewebe sanft hin und her. Setze deine Hände zwei bis drei Mal rund um die Brust herum an und wiederhole an jeder Stelle die Hin- und Herbewegung. Streiche danach mit deinen Fingerspitzen sternförmig vom Brustkorb zur Mamille und über sie hinweg. Schüttle abschließend die gesamte Brust leicht und wechsle zur zweiten Seite.

Andocken

Sobald der Mund weit geöffnet ist, bringe dein Baby zu deiner Brust - nicht umgekehrt. Ihr seid euch zugewandt und dein Baby liegt mit seiner kleinen Nasespitze in Höhe deiner Brustwarze (Mamille). Dein Baby sollte seinen Kopf leicht nach hinten überstrecken, damit die Brustwarze tief im Schlund zum Liegen kommt. Der Mund deines Babys ist während des Stillens weit geöffnet, die Lippen sind nach außen gestülpt, das Kinn berührt die Brust. Die Nase ist nahe der Brust, aber frei zum Atmen. Durch das Saugen an der Brust entsteht ein Vakuum im Mund des Babys.

Die kleine Stupsnase deines Babys ist in den meisten Positionen sehr nahe an der Brust. Vor allem aus deiner Perspektive scheint es fast so, als könnte kaum noch Luft einströmen. Doch keine Sorge, die Nasen-Lippenfalte ist tief genug, um genau das problemlos zu ermöglichen. Wenn das Baby tatsächlich einmal zu tief in die Brust sinkt, wird es loslassen und sich eine bequemere Position suchen.

Du kannst dem Baby deine Brust auch „kredenzen" und sie ein bisschen in Form bringen. Nimm dafür deine Brust in den C-Griff. Hierbei liegen vier Finger unter deiner Brust und der Daumen oberhalb. Lasse deinem Baby genug Platz, um großmäulig viel Brustgewebe in den Mund zu nehmen, so, als ob es sich einen Burger in den Mund stopfen würde.

Babys saugen übrigens immer ein paar Mal an der Brust, bevor sie schlucken. Dann machen sie eine Minipause, bevor sie wieder saugen, sammeln und runterschlucken. Du merkst, dass dein Baby immer satter und entspannter wird, weil sich seine geballten Fäustchen nach und nach öffnen. Wenn es deine Brust nach der Mahlzeit nicht von selbst loslässt, löse den entstandenen Unterdruck. Dafür schiebe sanft deinen kleinen Finger zwischen die Brust und den Mundwinkel deines Babys und lasse Luft einströmen. Mache das nur, wenn das Baby tatsächlich fertig getrunken hat und an der Brust eingeschlafen ist. Denn, wenn du es nicht selbst entscheiden lässt, kann es passieren, dass es nur die durstlöschende und damit kalorienärmere Portion einer Mahlzeit bekommt und langsamer zunimmt. An heißen Sommertagen sind häufige und nur durstlöschende Trinkeinheiten zwischen den Hauptmahlzeiten wiederum ganz normal.

Die Hintermilch am Ende der Stillmahlzeit ist fetter und daher sättigender als die Vordermilch zu Beginn der Mahlzeit. Ein von dir initiierter und zu rascher Wechsel von einer Brust zur anderen ist nicht ratsam. Dein Baby weiß gut, wie es geht. Wenn es an der Brust zu zappeln beginnt und die Brust loslässt, kannst du es kurz hochnehmen, damit es vielleicht ein Bäuerchen machen kann, und es dann auf der anderen Seite weiter trinken lassen.

▶ Kapitel „Bäuerchen und Gedeihen" ab Seite 207

Manche stillen mit einer Brust ihren Hunger, andere brauchen mehrere Häppchen und bedienen sich gleich beider Seiten. Ich vergleiche das mit Partytigern, die jedes Mal zugreifen, wenn jemand mit dem Tablett an Brötchen und Petit Fours vorbeikommt. Andere wiederum gehören dem Team „All you can eat" an und hören erst auf, wenn ihnen die Milch schon aus dem Mund rinnt und sie pappsatt einschlafen.

Vorspeise, Hauptspeise, Nachspeise und noch mal das Ganze. Clustern ist „Stillen in Dauerschleife" und kann herausfordernd für die stillende Mutter sein. Doch dieses Phänomen kommt phasenweise vor und tritt meist abends auf. Gib dem nach. Nur so kann dein Baby zufrieden einschlafen und sichert sich zudem die ausreichende Milchmenge für den nächsten Tag. Eine gut nachgefragte Brust produziert ausreichend Milch für die kommenden Stunden und geht damit vollkommen auf die Bedürfnisse des Babys ein (z.B. Wachstumsschübe).

Falls du rauchst, solltest du trotzdem stillen. Viele Raucher:innen glauben, dass es besser wäre, ihr Baby nicht zu stillen. Genau das Gegenteil ist der Fall! Muttermilch ist so wertvoll, dass du sie deinem Baby nicht vorenthalten solltest. Stille aber zuerst und rauche erst danach. Nicht umgekehrt.

Babys essen à la carte

In den ersten Lebenstagen nach der Geburt produziert deine Brust Neugeborenenmilch (Kolostrum). Diese erste Milch hat einen hohen Anteil an Eiweißen und reichlich Antikörper, die der Infektionsprophylaxe dienen. Sie ist fettarm und sehr leicht verdaulich, also ideal für die ersten Lebenstage deines Babys.

Die Hauptaufgabe der ersten Nahrung ist es, den Darm auszukleiden und die Darmschleimhaut aufzubauen. Das ist eine große Aufgabe, für die kleine Mengen Milch ausreichen. Zwischen zwei bis zwanzig Milliliter pro Mahlzeit bekommt dein Baby pro Mahlzeit. Größere Mengen könnte der winzige Magen noch gar nicht vertragen.

Mit der initialen Brustdrüsenschwellung (auch als „Milcheinschuss" bekannt) etwa am vierten Tag nach der Geburt beginnt die Ära der reifen Muttermilch. Sie wird jetzt mengenmäßig deutlich mehr und enthält mehr Sättigungsstoffe. Die einzigartige Eigenschaft der Muttermilch, Infektionen jeglicher Art abzuwehren, ist für die Entwicklung des Säuglings bedeutsam und künstlich nicht nachzuahmen. Die Natur hat sich das alles sehr gut ausgedacht und die Nahrung ideal auf die kindliche Entwicklung abgestimmt.

Wenn die Brust nach der ersten Zeit wieder weicher wird, liegt das daran, dass sich die vermehrte Lymphflüssigkeit und stärkere Durchblutung nicht mehr so stark bemerkbar machen. Außerdem wird nun, nach der Zeit der generellen Gewichtszunahme in der Schwangerschaft, das gespeicherte Fettgewebe langsam abgebaut. Schmerzfreie, weiche Brüste sind kein schlechtes Zeichen, sondern ein Hinweis auf eine gut eingespielte Stillbeziehung.

Stilltemperament: Piranhas oder Siebenschläfer

Säuglinge sind Busenfans. Trotzdem steckt für die kleinen Gourmets und manch eine Stillende ein Lernprozess im Handling. Die Lernkurve ist meist sehr steil und Durchhalten bei Anfangsschwierigkeiten lohnt sich definitiv.

Babys sind nicht alle gleich. Schließlich steckt in dem kleinen Menschlein schon eine große Persönlichkeit. So zeigen sich in Stillsituationen auch unterschiedliche Temperamente. Es gibt die zahnlose Minikrokodile, die die Brust fest zwischen ihre Kiefer klemmen und am liebsten nicht mehr loslassen würden, dabei aber fast das Saugen vergessen. Da sind die gierigen Piranhaartigen, die sich wie wild auf ihre Lieblingsnahrungsquelle stürzen und auf Anhieb wie Vollprofis an der Brust trinken, als hätten sie noch nie im Leben etwas anderes getan, und es gibt die verträumten Siebenschläfer, die an der Brustwarzenspitze nuckeln wie an einem Schnuller und schon wieder eingeschlafen sind, noch bevor sie den ersten kräftigen Schluck herausgesaugt haben. Wenn der Hunger dann groß ist, weil ohne Saugen leider nichts kommt, ist der Frust plötzlich ganz groß und die Brust wird verständnislos angeplärrt.

Ich verstehe die Babysprache und höre dann meist sowas wie „pah, das ist also das versprochene Schlaraffenland", „Skandal" „schwieriger als gedacht" und „die Versorgung über die Nabelschnur war halt schon sehr praktisch" heraus. Manchmal braucht es dann ein Weilchen, um den frustrierten Krawallo wieder zu besänftigen und zu trösten. Dann geht es aber meistens gut und die Brust wird gut und gerne angenommen.

Jedes Baby ist einzigartig und hat zudem unterschiedliche Erfahrungen gemacht. Medikamentengaben unter der Geburt, der Geburtsweg, Trennungen in der ersten Phase des Kennenlernens oder ein sehr früher Einsatz von Schnuller oder Flaschensaugern können Gründe dafür sein, dass beim Stillen Unterstützung gebraucht wird. Ob der Grund auf der Hand liegt oder nicht – die Lösung steht im Vordergrund. Grübel nicht länger nach. Hebammen sind Experti:nnen für die Stillzeit und ihr überlegt am besten gemeinsam, wie du und dein Baby mögliche Startschwierigkeiten überwinden könnt.

Manchmal machen Babys den Mund zwar weit auf, haben aber ihre Zunge noch nicht ganz im Griff. Vielleicht wird sie Richtung Gaumen hochgezogen oder ein bisschen in den Mundraum zurückgezogen. Wenn du dein Baby wickelst und mit ihm im Blickkontakt bist, stecke deine Zunge immer mal wieder weit heraus und zeige deinem Baby, wie das geht. Es wird dir das „Zunge zeigen" ganz bestimmt nachmachen und seine kleine Zunge damit lockern.

Verkürztes Zungenbändchen
Manchmal hält ein verkürztes Zungenbändchen die Zunge allerdings am Zungengrund fest. Auffallend ist in so einem Fall, dass die Zunge nicht über die Zahnleiste und Unterlippe bewegt werden kann oder eine Einkerbung der Zungenspitze bei Herausstrecken sichtbar wird. Die Zunge erinnert in dem Fall an ein kleines Herzchen.

Wenn dir das auffällt, sollte das ein Thema beim nächsten kinderärztlichen Termin sein. Wenn nötig, wird mittels eines kurzen und
mit wenig Schmerzen verbundenen Eingriffs das Zungenbändchen
durchtrennt. Manche Babys mit einem verkürzten Zungenbändchen
kommen aber ohne Eingriff mittels besonderer Anlegetechniken
durchaus mit dem Stillen zurecht. Laid-back-Nursing oder asymmetrische Anlegen kann zum Stillerfolg führen. Anders als beim
symmetrischen Stillen nimmt das Baby die Brustwarze nicht zentriert
in den Mund, sondern schnappt mehr vom unteren Teil des Brust-
warzenhofs (dem Teil, der näher an dem Kinn liegt) als vom oberen.
Auf diese Weise rutscht die Brustwarze am tiefsten in den Schlund
und das kurze Zungenbändchen lässt sich etwas kompensieren.

Stillposition „Laid-back-Nursing" auf Seite 175

Milchstau

Wenn alles zu viel wird, das Anlegen schwierig ist oder eine Ver-
kühlung im Anmarsch ist, kann dies zu einem Milchstau führen. Ein
zu enger Still-BH kann ebenfalls zu einem abgedrückten Milchgang
führen und einen Stau verursachen. Das kommt häufig vor, weil das
Wachstum der Brust oft völlig unterschätzt wird. Am besten kaufst
du Still-BHs erst nach der 36. Schwangerschaftswoche oder nach
der Geburt. Dann hat die Brust meist ihr neues Größenausmaß erreicht.

Im Bereich der Achsel kommen Verhärtungen recht häufig vor. Der
Unterkiefer des Babys ist am saugkräftigsten. Bei harten Stellen im
Bereich der Achsel ist es daher günstig, das Baby mit den Beinen
in Richtung deines Rückens anzulegen. Dafür gibt es perfekte Still-
positionen. Eine Möglichkeit ist die „Fußballerhaltung" oder auch
„Rückengriff" genannt.

Stillposition „Rückengriff" und „Seitenlage" auf Seiten 203 und 204

Bei einem Milchstau ist es wichtig, weiter zu stillen, damit die Milch
abfließen kann. Wärmekompressen helfen, damit die Gefäße sich
weit öffnen, Milch leichter abfließen kann und das Baby nicht so
stark saugen muss. Nach dem Stillen sind kühlende, entzündungs-
hemmende Auflagen (z.B. Topfen, Kohlblätter) eine Wohltat.

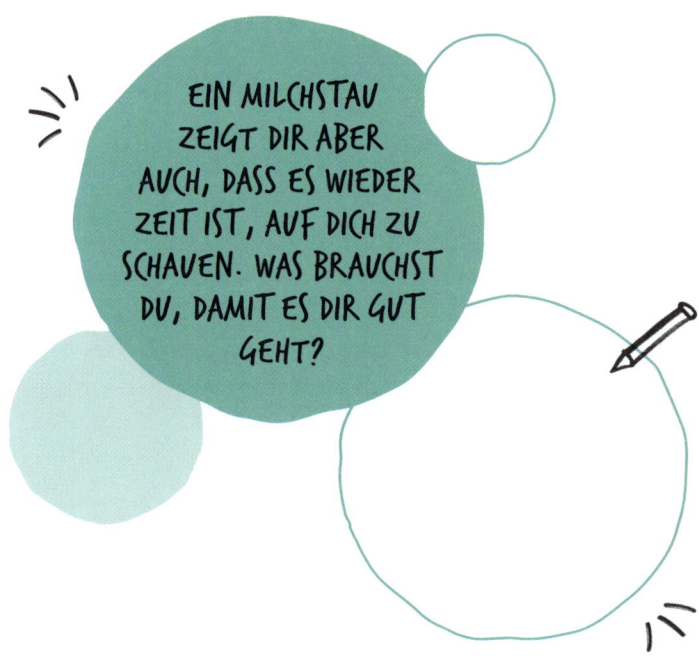

EIN MILCHSTAU ZEIGT DIR ABER AUCH, DASS ES WIEDER ZEIT IST, AUF DICH ZU SCHAUEN. WAS BRAUCHST DU, DAMIT ES DIR GUT GEHT?

Stillpositionen

Unterschiedliche Stillpositionen zu kennen, ist deine Superkraft. Denn manchmal genügt es schon, eine andere Stillposition einzunehmen oder noch mehr nackt zu kuscheln, wenn die Brustwarzen anfangen weh zu tun oder du Sorge hast, dass die Milch sich staut oder zu wenig wird. Der Einsatz unterschiedlicher Stillpositionen kann auch etwaige Kaiserschnittnarben schonen oder nachts ein entspanntes Liegenbleiben und gutes Weiterschlafen ermöglichen.

Stillpositionen sollten euch beiden taugen. Stütze dich gut mit Kissen und achte darauf, dass deine Füße im Sitzen den Boden erreichen. Wenn nicht, stelle sie auf ein Buch, einen Yogaklotz oder einen Schemel. Lasse deine Schultern beim Stillen bewusst sinken, um Verspannungen im Schulter-Nackenbereich vorzubeugen. Vielleicht magst du mal im Lotussitz stillen. Alles, was dir guttut, ist super!

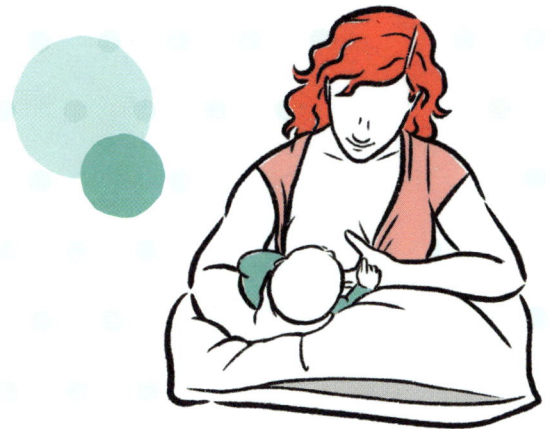

Rückengriff

Dein Baby liegt mit dem Kopf vor deiner Brust und mit den Beinchen in Richtung deines Rückens. Ihr liegt Seite an Seite und der Nabel deines Babys berührt deine Flanke. Es wird bildlich wie ein Fußball unter dem Arm eingeklemmt. In Wirklichkeit wird der Babykörper aber bequem auf festen Kissen gelagert, so dass das „Halten des Fußballes" gar nicht notwendig ist.

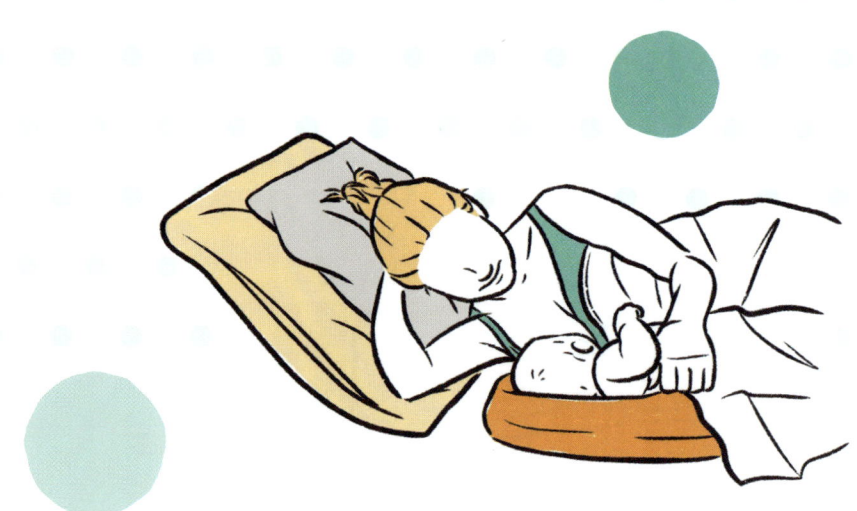

Seitenlage

Du kannst dich und dein Baby auch in die Seitenlage bringen. Wenn eine Verhärtung eher Richtung deiner Achselhöhle spürbar ist, lasse die Füßchen deines Babys in Richtung deines Kopfes schauen. Wenn nicht, kuschelt ihr Bauch an Bauch in Seitenlage und du bietest deinem Baby die untere Brust an. Wie man es dreht und wendet, ihr könnt hoffentlich im Liegen beide gut entspannen. Achte wieder darauf, dass auch du es bequem und gemütlich hast. Ein Kissen zwischen Kopf und Schulter ist wunderbar. Lege dir außerdem ein zweites oder einen Zipfel deines Stillkissens zwischen deine Knie.

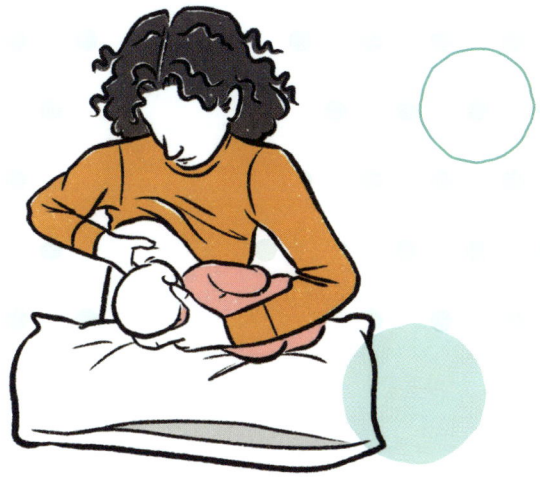

Modifizierte Wiegehaltung

In der modifizierten Wiegehaltung kannst du das Köpfchen deines Babys gut führen und es wunderbar beim Saugen beobachten. Setze dich bequem hin und halte dein Baby im Arm. Das Köpfchen deines Babys liegt nicht, wie in der klassischen Wiegehaltung, in deiner Armebeuge, sondern in deiner Hand. Wenn dein Baby an der rechten Brust trinkt, ist es die linke Hand und umgekehrt. So kannst du das Köpfchen gut führen und zugleich deine Brust formen. Ihr liegt „Bauch an Bauch". Wenn der Nabel deines Babys Richtung Zimmerdecke zeigt, ist es verdreht und tut sich beim Schlucken deutlich schwerer.

Säuglingsnahrung

Vergleicht man Säuglingsnahrung mit Muttermilch, hat die künstliche Alternative immer das Nachsehen. Denn Muttermilch ist so unglaublich raffiniert zusammengesetzt, dass sich die Wissenschaft beim Versuch, die Zauberformel zu entschlüsseln, bis heute die Zähne ausbeißt. Dennoch macht die Muttermilchforschung erfreulich große Fortschritte und vieles, was Muttermilch so einzigartig macht, ist Forschern bereits bekannt und fließt in hochwertige Produkte ein. So weiß man mittlerweile, dass sich der Proteingehalt der Muttermilch individuell an die Entwicklung des Kindes anpasst und der Bedarf in den unterschiedlichen Entwicklungsphasen stark variiert. Warum du dein Baby daher mit Liebe, jedoch nie mit Milchpulver überschütten darfst, ist schnell erklärt. Säuglingsmilchpulver wird zwar sorgfältig an die Bedürfnisse von Säuglingen angepasst und ahmt die Eigenschaften der Muttermilch so gut wie möglich nach, doch es bedarf einer exakten Dosierung, um die ideale Nährstoffzusammensetzung zu gewährleisten und den Körper gleichzeitig nicht zu überfordern.

Insbesondere der Proteingehalt fertiger Säuglingsnahrung spielt im Zusammenhang mit der Dosierung eine Rolle. Er verändert sich eklatant mit jedem Gramm und das gut gemeinte „bisschen Mehr" kann rasch zur Proteinbombe werden. Auch wenn Liebe sprichwörtlich durch den Magen geht, kann Überfütterung mit künstlicher Säuglingsnahrung ganz schön an die Nieren gehen, die Verdauung beeinträchtigen und ein lebenslanges Übergewicht begünstigen.

Zu wenig Pulver ist ebenfalls nicht gut: Das Baby wird nicht ausreichend satt, weil die Mahlzeit zu „dünn" ist. Genauigkeit und Sorgfalt sind daher bei der Zubereitung von Säuglingsnahrung das oberste Gebot, um das Baby in den Genuss einer gesunden Portion Nahrung kommen zu lassen. Die Trinkmenge pro Fläschchen kann hingegen individuell variieren.

Ein Fläschchen muss sorgfältig zubereitet werden. Wasser wird dafür etwa fünf Minuten abgekocht, danach auf 40 Grad abgekühlt und das Milchpulver darin gründlich aufgelöst. Um zu überprüfen, ob die

Temperatur des Fläschchens für das Baby trinkfertig ist, halte es dir an die empfindliche Stelle an der Innenseite deines Handgelenks. Wenn du dort Hitze spürst, lasse es weiter abkühlen oder halte das Fläschchen unter kaltes Wasser, wenn es schneller gehen muss.

Babys fühlen sich während des Trinkens besonders wohl, wenn ihr Nacken gut abgestützt in der Armbeuge der Person liegt, die füttert und sie Haut-zu-Haut-Kontakt spüren. Um dem Unterkiefer genug Raum für die Saugbewegungen zu geben, sollte die Flasche nicht mit vollem Gewicht auf den Lippen abgelegt, sondern gut gehalten werden. Ist während des Trinkens der Sauger immer ausreichend mit Milch gefüllt, wird das Mitschlucken von Luft vermieden. Jede perfekte Mahlzeit wird mit zwei besonderen Zutaten abgeschmeckt: Nähe und Zuwendung. So wird das Festmahl aus dem Fläschchen mit Sicherheit zu einem sinnlichen Erlebnis, das mehr als nur den Hunger stillt.

Bäuerchen und Gedeihen

Nach der Mahlzeit wird das Baby am besten immer kurz hoch-genommen, damit es ein Bäuerchen machen und danach zufrieden schlafen kann. Halte es dabei aufrecht und lasse das Kinn deines Babys auf deiner Schulter aufliegen. Da dein Baby einen sehr schwe-ren Kopf hat, musst du ihn mit einer Hand immer gut stützen. Mit deiner anderen Hand kannst du sanft auf den Rücken deines Babys klopfen, bis die Luft entweicht und du einen kleinen Rülpser hörst. Wenn nach ein paar Minuten nichts kommt, hat dein Baby keine Luft geschluckt. Wenn das Baby während des Trinkens satt und zufrieden eingeschlafen sein wird, musst du es nicht hochnehmen und auf-stoßen lassen. Sollte doch ein bisschen Luft drücken, wird es sich melden.

6. Babyblues und Wochenbettdepression

Geburten können ein großes Gefühlschaos mit sich bringen. 75 Prozent aller neugeborenen Mütter, also fast alle, sind daher auch vom sogenannten „Babyblues" betroffen. Lachen und Weinen, aufgekratzt oder und todmüde sein, liegen in den Tagen nach der Geburt ganz nahe beieinander. Obwohl man superhappy ist, laufen ständig Tränen über die Wangen, die man kaum stoppen kann. Eine große Packung Taschentücher ist daher ein Must-have für die Wochenbettzeit. Manchmal wird dieser seelische Ausnahmezustand salopp als „Heultage" bezeichnet. Er betrifft nur die ersten Tage nach der Geburt und verständnisvolle Worte und ein liebevolles Umsorgtwerden sind wohltuend und die einzig notwendige Behandlung.

Lass dich in der Zeit verwöhnen! Vielleicht kann dir jemand deine Leibspeise kochen, eine stärkende Hühner- oder Gemüsekraftsuppe oder köstlichen Energiebällchen zubereiten. Eine professionelle Massage, die Anspannungen der Geburt oder so mancher unbehaglicher Stillposition nimmt, kann ebenfalls himmlisch sein. Lasse es eine Nacken- oder Fußmassage sein oder einfache Streichbewegungen über deinen Rücken. Diese Wohltat ist simpel und kann sogar das Stillen unterstützen, weil sie den Milch-Spende-Reflex anregt und den Stresslevel senkt.

Wochenbettdepression
Anders als mit dem Babyblues verhält es sich mit einer Depression in den Wochen nach der Geburt (postpartale Depression). Neben einem anhaltenden Stimmungstief (tiefe Traurigkeit, häufiges Weinen) kann sich eine Depression in körperlichen Beschwerden wie beispielsweise Herzrasen, Schlafstörungen, Schwindelgefühl oder Zittern zeigen oder in dem Gefühl von Überforderung und dem Entwickeln von Ängsten, die man bisher nicht kannte. Spätestens, wenn du über einen Zeitraum von zwei Wochen das Gefühl hast, dass es dir nicht gut geht, solltest du ärztliche Hilfe bekommen. Eine vorübergehende medikamentöse Behandlung kann jetzt wichtig und heilsam sein. Hole dir unbedingt, lieber früher als später, ärztliche Hilfe.

Wenn dir am besten medikamentös geholfen werden kann, setzen psychiatrische Fachärzt:innen die punktgenau ein. Es ist dabei wichtig zu wissen, dass es Antidepressiva gibt, die du, wie andere Medikamente auch, problemlos in der Schwangerschaft und Stillzeit einnehmen kannst. Deine Genesung sollte in jedem Fall psychologisch oder psychotherapeutisch begleitet werden, bis sich alles wieder gut und richtig für dich anfühlt. Abgesehen davon, dass die meisten Symptome diffus und schwer zu fassen sind, wird die postpartale Depression auch manchmal erst spät erkannt, weil ihre Symptome vielfältig sind und sich häufig erst etwa zehn Wochen nach der Geburt in ihrem vollen Umfang zeigen. Sie können sogar noch später, bis zu zwei Jahren nach der Geburt, in Erscheinung treten, so spät also, dass sie mitunter gar nicht mehr mit dem Auslöser „Geburt" in Verbindung gebracht werden. Glücksgefühle sind die sozial erwünschten Reaktionen auf eine Mutterschaft. Mit Wut, Trauer und Angst, die aber parallel zum Mutterglück existieren können, kann das Umfeld manchmal nur schwer umgehen.

Hab kein schlechtes Gewissen, wenn es dir so geht. Du bist damit nicht allein und du bist deswegen auch nicht „anormal"! Dass du dich nicht sofort und ausschließlich als eine überglückliche und rundum erfüllte Mutter fühlst, sondern erst Schritt für Schritt in deine neue Rolle hineinwächst und sie genießen lernst, ist weiter verbreitet als viele wissen – vor allem, weil es immer noch ein Tabu ist, über zwiespältige Gefühle in Bezug auf das Thema „Mutterschaft" zu sprechen.

Bis zu 30 Prozent aller Mütter sind rund um die Geburt von Depressionen betroffen, und übrigens auch 15 Prozent der Väter. Bei ihnen äußern sie sich eher in Reizbarkeit und Stimmungsschwankungen, grundlosen Schuldgefühlen, Ängstlichkeit und der verstärkten Sorge, der Familie nicht gerecht zu werden. All das können Ausdrucksformen dafür sein, dass die Psyche die neue Herausforderung nicht ohne Hilfe meistern kann. Väter mit postpartalen Depressionen neigen dazu, sich in die Arbeit, den Sport oder in Süchte zu stürzen. Das müssen nicht unbedingt Alkohol, Rausch- oder

Beruhigungsmittel sein, auch vermehrtes Gamen und ein Rückzug in die virtuelle Welt können Symptome sein. Dieser Ausnahezustand kann über kurz oder lang auch zu partnerschaftlichen Problemen führen.

Die Hintergründe von Depressionen bei Vätern nach der Geburt sind noch nicht gänzlich klar. Der größte Risikofaktor scheint die Erkrankung der eigenen Partnerin zu sein. Aber auch die neue Lebenssituation, unrealistische Erwartungen an die Vaterrolle, Eifersuchtsgefühle und chronischer Schlafmangel stehen jedenfalls in Verdacht. Als ein möglicher Auslöser wird auch der sinkende Testosteronwert diskutiert. Das ist zwar in Sachen Treue ein gefinkelter Schachzug der Natur, weil der sexuelle Trieb geschwächt wird und Väter fürsorglicher und enger an die Familie gebunden werden. Leider begünstigt ein niedriger Testonsteronspiegel aber Depressionen.

Damit Väter sich in ihrer Rolle besser zurechtfinden, hilft ihnen ein sicherer Umgang mit dem eigenen Kind. Dafür ist eine frühe emotionale Bindung ein wichtiger Schlüssel. Viele Kuscheleinheiten mit dem Baby sind für Väter daher sehr wertvoll und gesund.

Es ist wichtig, dem Thema der psychischen Gesundheit Raum zu geben und es nicht unter den Teppich zu kehren. Sich schon in der Schwangerschaft darüber auszutauschen, wie man sich die Rollenverteilung bei der Kinderversorgung vorstellt, wo man Einsparungen machen kann, um mit dem finanziellen Einbruch zurecht zu kommen und welche Rituale man sich als Paar bewahren möchte, um sich in der neuen Rolle als Eltern nicht als Liebespaar aus den Augen zu verlieren, sind wichtige Themen und schaffen das nötige Problembewusstsein. Wenn du an einer psychischen Erkrankung rund um die Geburt leidest, ist es wichtig, dass du dir professionelle Hilfe suchst. Um eine Depression zu erkennen, sind auch die dich umgebenden Menschen und Lebenspartner:innen gefragt. Sie sollten so wachsam und fürsorglich wie möglich sein.

7. Schlafen

Auch wenn es sich meist anders anfühlt: Babys sind unumstrittene Rekordhalter, wenn es um das Schlafpensum geht. Neugeborene bringen es auf ein faszinierendes Maß von 14 bis 18 Stunden seliger Ruhe pro Tag. Bei so viel Schlaf allerdings ist noch kein Tag-Nacht-Rhythmus erkennbar, das gesamte Pensum wird in unterschiedlich großen Portionen konsumiert.

Im Laufe der ersten Lebensmonate ändert sich das dahingehend, dass Babys tagsüber nur noch kleinere Nickerchen machen und nachts in längeren Blöcken schlafen. Der Hippocampus, den du dir wie den Arbeitsspeicher des Gehirns vorstellen kannst, spielt hier die entscheidende Rolle. Diese Schaltstelle zwischen dem Kurz- und dem Langzeitgedächtnis speichert kurzfristig Gelerntes, bevor es in die Großhirnrinde weitergeleitet und für immer in Erinnerung bleibt. Wenn der Hippocampus, der zunächst noch unreif ist, keine neuen Informationen mehr aufnehmen kann, wird dein Baby müde und muss ein bisschen schlafen, um wieder Platz für weitere Gedächtnisinhalte zu schaffen. Babys schlafen also aus gutem Grund so viel.

Babys unter sechs Monaten schlafen zwischen etwa 21 und 22 Uhr am besten ein. Den individuell richtigen Augenblick fürs Schlafengehen erkennst du daran, dass dein Baby Grimassen macht, gähnt, sich die Augen reibt, deinen Blicken ausweicht, an seinen Ohren zuppelt oder sich an etwas anderem festhält, ruckartige Bewegungen macht, die Händchen zu Fäusten ballt und sie vor dem Körper zusammenbringt. Mit Hilfe dieser sogenannten Feinzeichen, du kennst sie schon im Zusammenhang mit den Hungerzeichen, möchte dir dein Baby mitteilen, wie es ihm gerade geht. Wenn du diese zarten Andeutungen wahrnimmst und darauf reagierst, braucht dein Baby meist nicht zu schreien.

Die angemessene Reaktion auf Müdigkeit ist es, dem Baby ein Schläfchen zu ermöglich. Ein müdes Baby kann man nämlich nicht lange bei Laune halten. Denn die zunehmende Erschöpfung überreizt es und es wird dann immer schwieriger, es zur Ruhe zu bringen. Ein Baby zu beruhigen, wenn es erstmal schreit, dauert meist länger, als wenn du frühestmöglich auf sein dringendes Bedürfnis nach Schlaf eingehst.

Der Mensch ist ein Gewohnheitstier

Jeden Menschen zeichnen ein individueller Charakter und sein Temperament aus. Dennoch haben fast alle eines gemeinsam: Sie halten fast sklavisch daran fest, wie und wo sie sich betten. Durch Rituale lassen sich harmonische Momente erzeugen: Baden, Massieren, Singen, Beten oder Pyjama anziehen. Rituale können über kurz oder lang einen Wiedererkennungswert bekommen.

Kennst du das altbewährte „Schhhhhh"? Es klingt zwar banal, aber dieses Beruhigungsgeräusch gehört ganz klar zu den guten und einfachen sogenannten Schlafreizen. Babys lieben es, wenn große Stille auf diese sanfte Weise durchbrochen wird. Einfacher geht es fast nicht! „Schhhhhh" kann außerdem wirklich jede:r sagen. Es gibt sogar Spielsachen, die dieses sogenannte „weiße Rauschen" verlauten.

Der menschliche Schlaf weist ein bestimmtes Muster aus Leicht- und Tiefschlafphasen auf, die durchsetzt sind von kurzen Traumphasen. Bei Erwachsenen dauert so ein Schlafzyklus rund 90 Minuten und wiederholt sich – je nachdem, wie viel Schlaf einem vergönnt ist – unterschiedlich oft. Babys brauchen mehr Traumphasen in leichtem Schlaf, um die vielen neuen Eindrücke, die ihnen das Leben bietet, zu verarbeiten. Daher ist ihr jeweilige Schlafzyklus kürzer und wiederholt sich öfter. Ein Zyklus dauert bei ihnen lediglich eine Stunde. So erklärt sich auch, warum die meisten nahezu stündlich – von Unruhe, Hungergefühl oder Blähungen geplagt – erwachen.

Im Laufe des Tages durchlebt das Kind sechs verschiedene Stadien: Tiefschlaf, Leichtschlaf, Schläfrigkeit, ruhige Wachheit, Quengeln und Schreien. Diese Zustände bewusst zu kontrollieren, statt ihnen –

völlig überrascht über deren Wechsel – ausgeliefert zu sein, ist eine der ersten Aufgaben, die das Gehirn zu erledigen hat.

Babys, die problemlos zwischen Schlaf und Wachsein wechseln, besitzen die Fähigkeit der Selbstregulation. Sie knipsen sich einfach für ein Nickerchen aus, um danach wieder ganz aufgeweckt die Welt auf sich einwirken zu lassen. Diese Selbstregulation ist eine Meisterleistung des Gehirns und eine wesentliche Grundvoraussetzung für das Schlafen. Gute „Selbstberuhiger" brauchen keine oder nur sehr sanfte Hilfe, um von einer in die andere Phase zu wechseln. Babys mit Schlafproblemen hingegen wachen in Leichtschlafphasen immer wieder auf oder finden gar nicht erst allein zur Ruhe. Sie schreien dann im wahrsten Sinn des Wortes um Hilfe und sind auf Fürsorge angewiesen.

Klar, alle Babys schreien. Das ist ihre natürliche Form, sich auszudrücken. Doch manche bringen ungewöhnlich oft ihre Unzufriedenheit zum Ausdruck. Lauthals treiben sie Eltern an die Belastungsgrenze und die schlittern geradewegs in einen Teufelskreis. Denn je unruhiger das Baby wird, umso nervöser und aktiver werden auch die Eltern. Bei jedem Ton des kleinen Schreihalses wird die Position optimiert. Es wird gewippt, gestreichelt und regelrecht herumgewirbelt, obwohl das Baby eigentlich zur Ruhe kommen sollte. Natürlich gibt es auch Kinder, die kinästhetische Reize lieben. Damit diese möglichst monoton und ohne stressgeladener Emotion übertragen werden, bieten sich hierfür Federwiegen oder Stubenwägen an, die das Baby sanft in den Schlaf wiegen. Denn wenn es heißt, Ruhe kommt durch Ruhe, ist mehr die innere Ruhe als absolute Stille gemeint.

Manche Babys die beim Stillen oder Füttern selig eingeschlafen sind, wachen beim „Touchdown auf der Matratze" auf, als hätten sie sich nur schlafend gestellt. Das kann an Kleinigkeiten liegen. Stelle dir beispielsweise vor, du ziehst in der Nacht dein Baby aus dem Beistellbettchen zu dir ins Bett und es wärmt mit seiner eigenen Körperwärme sein Liegeplätzchen an. Gemütlich! Wenn du es nach dem

Füttern wieder weglegst und es mit der kühlen Matratze des eigenen Bettchens in Berührung kommt, ist es schlichtweg irritiert.

Hier verrate ich dir einen kleinen Trick, der oftmals hilft: Lege dein Baby schon beim Stillen auf eine dünne Decke. So kannst du es nach dem Stillen ein bisschen verrücken oder sanft zurück ins eigene Bettchen schieben. Das ist im Idealfall ein Beistellbett, das direkt an deinem Bett montiert ist. Alternativ kannst du dein Baby in einem Schlafsack oder Pucksack schlafen legen. Auf diese Weise nimmt es seinen Mikrokosmos aus Wärme und der vertrauten Duftmischung aus Milchresten und Mamageruch immer und überall hin mit.

Beim „Pucken" werden Babys recht kompakt in ein Tuch eingewickelt. So können sie nicht unentwegt mit den eigenen Händchen in der Luft herumfuchteln, sich unabsichtlich selbst berühren und aus der Ruhe bringen. Für Babys ist diese Wickeltechnik, bei dem die Arme an den Körper angelegt eingewickelt werden, zunächst nichts Ungewöhnliches. Sie kennen es aus der Zeit in der Gebärmutter, in der sie ebenfalls in sich selbst zusammengekuschelt waren. Gepuckte Babys sollten unbedingt in Rückenlage liegen und sich noch nicht selbst in Bauchlage drehen können.

Wickelanleitung:
Pucken mit einer Decke

1. Lege eine quadratische Decke (etwa ein mal ein Meter) wie eine Raute vor dir auf, sodass eine Ecke nach oben zeigt. Diese Ecke falte nach unten und lege dein Baby auf die Decke. Der Nacken deines Babys soll an der Oberkante der Decke zum Liegen kommen.

2. Nun lege den rechten Arm deines Babys dicht an seinen Körper und falte die Decke von der rechten Schulter aus straff nach unten.

3. Dann nimmst du die obere Kante seitens der linken Schulter und ziehst sie straff um den rechten Arm deines Babys.

4. Jetzt kannst du den linken Arm deines Babys dicht an seinen Körper legen und die untere Ecke der Decke zur linken Schulter nach oben legen.

5. Noch ist dein Baby nicht ganz eingewickelt, wie eine kleine Schmetterlingspuppe. Aber es geht schon in die richtige Richtung.

6. Nimm nun die Decke etwa eine Handbreit von der linken Schulter entfernt, ziehe sie straff in die Richtung von der Brust deines Babys und halte diese Deckenfalte fest. Nimm die letzte freie Deckenecke, ziehe sie leicht über die Brust deines Babys und wickle es wie eine Schmetterlingspuppe ein.

Co-Sleeping

Die empfohlene Schlafumgebung ist vor allem in den ersten sechs Lebensmonaten deines Babys ein gemeinsames Schlafzimmer mit dir oder einer anderen Bezugsperson. Dabei schläft dein Baby idealerweise in einem angrenzenden Beistellbettchen.

Einige Vorteile des gemeinsamen Schlafzimmers liegen auf der Hand: Dank der räumlichen Nähe kannst du schneller auf die Bedürfnisse deines Babys eingehen und mit körperlicher Nähe reagieren, indem du beispielsweise deine Hand sanft auf dein Baby legst und ihm damit zeigst, dass du da bist. Das Baby muss nachts auch nicht lauthals Alarm schlagen, wenn es Hunger hat. Schon beim ersten Räkeln, Schmatzen und Glucksen weißt du Bescheid, dass Essenszeit ist.

Skeptiker führen zwar gerne als Argument gegen das Co-Sleeping an, dass gerade diese winzig kleinen Geräusche als Störung empfunden werden können. In vielen Fällen ist das Gegenteil der Fall. Die Gewissheit, schnell zu hören, dass dein Baby dich braucht, lässt eine tiefere Entspannung zu, als ständig auf der Lauer zu liegen und nachts durch die Räume geistern zu müssen. Wenn du auf diese Weise aber keine Ruhe findest, passt diese Form der Nähe natürlich trotzdem nicht für dich.

Unbegründet ist der weit verbreitete Vorbehalt, Babys würden auf diese Weise zu sehr verwöhnt. Evolutionsbedingt schlummert in uns die Angst vor drohenden Gefahren wie Raubtieren oder Unwettern. Um ruhig und entspannt schlafen zu können, brauchen die kleinen „Instinktbündel" daher anfangs viel feinfühlige Unterstützung von uns Großen. Verwöhnt werden sie dadurch nicht. Bezugspersonen, die sehr nahe liegen, reagieren meist rascher, passender und absolut angemessen. So liebevoll begleitet, gewinnen Babys Sicherheit und Eigenständigkeit, um mit schutzbedürftigen Situationen wie dem Schlafen in der Nacht allmählich allein zurechtzukommen. Ein Kind schlafen zu legen, ist immer ein kleiner Abschied. Manchen Eltern fällt das richtig schwer und es kann dauern, bis sich bei ihnen das Vertrauen einstellt, dass auf das Schlafen immer wieder das Wachwerden ihrer Babys folgt.

Wenn „alle unter einer Decke stecken", werden kritische Stimmen laut, allen voran die von medizinischen Fachverbänden. Sie sehen im Familienbett einen Risikofaktor für den plötzlichen Kindestod und empfehlen daher in den ersten zwölf Lebenswochen die Variante „Beistellbettchen", anstatt das Baby ins eigene Bett zu holen.

Um in jeder Lebensphase im gemeinsamen Bett nicht nur gut, sondern auch sicher zu schlafen, sollten ein paar Dinge beherzigt werden. Allen voran müssen für alle im Haushalt lebenden Personen Rauchen, Alkohol und Medikamente absolut tabu sein. Einerseits weil die in der Atemluft enthaltenen Schadstoffe dem Baby schaden, andererseits weil viele Substanzen die eigene Körperwahrnehmung verändern und das Bewusstsein dafür herabsetzen.

> Die meisten Babys reagieren wie Seismographen. Sie nehmen Stimmungen auf und erzählen sie dann lauthals weiter.

Wann das Bett wieder zum exklusiven Erwachsenen-Domizil wird, ist sehr individuell. Steht dir der Zweifel ins Gesicht geschrieben, ob dieser Tag je kommen wird? Hab keine Sorge: Kinder machen immer wieder riesengroße Entwicklungssprünge und in Phasen der Autonomieentwicklung, spätestens rund um den dritten Geburtstag, wird ein Rückzugsraum wie das eigene kuschelige Bettchen für die Kleinsten verlockend. Je weniger Angst, Krampf und Druck in Bezug auf das Thema projiziert werden, umso leichter wird dein Kind über sich hinauswachsen und im eigenen Bettchen schlafen wollen. Vor allem, wenn es weiß, dass es bei schlechten Träumen oder einem großen Bedürfnis nach Nähe jederzeit wieder unter deine Decke schlüpfen darf.

So schläft das Baby sicher

- Die sicherste Schlafposition ist die Rückenlage.

- Rüschenkissen und Plüschbären sehen zwar kuschelig aus. Je spartanischer der Schlafplatz aber ist, umso sicherer schläft dein Baby.

- Vermeide zu weiche Matratzen, Matratzenauflagen oder Wasserbetten.

- Sichere den Schlafplatz so, dass dein Baby weder rausfallen noch irgendwo hineinrutschen kann.

- Ein Baumwollbody und ein Schlafanzug sind als Bekleidung für dein Baby meist ausreichend und es schläft am besten in einem eigenen Schlafsack.

- Die ideale Raumtemperatur liegt bei etwa 19 bis 22 Grad Celsius.

- Rauchen, Medikamente, Alkohol, Beruhigungsmittel und Drogen müssen tabu sein, wenn das Baby im Familienbett schläft. Eine rauchfreie Umgebung ist in jedem Fall wichtig.

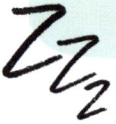

Adaptiert aus: Karp, H. (2016). Das glücklichste Baby der Welt: So beruhigt sich Ihr schreiendes Kind – so schläft es besser.

Damit du dich im Alltag immer wieder erholen kannst, nutze tagsüber die Schläfchen deines Babys, um dir selbst Erholungspausen zu gönnen. Viele Babys schlafen beim Stillen ein. Wenn ihr euch dafür schon gemeinsam hingelegt habt, ist es naheliegend, dass du dich auch ausruhst. Findest du nicht?

Die beste Zeit für ein Nickerchen ist übrigens am Nachmittag zwischen 15 und 17 Uhr. Besser also, du planst schöne oder notwendige Termine am Vormittag ein und lässt dir die Nachmittage frei, um dich auszuruhen. Fürsorgearbeit ist eine wertvolle und anspruchsvolle Arbeit. Dafür solltest du fit, konzentriert und ausgeschlafen sein. Außerdem verdienst du dafür ganz viel Respekt.

Unsere Gesellschaft hat, was unbezahlte Fürsorge- und Hausarbeit betrifft, noch einiges zu lernen und wir sind alle aufgefordert, Fragen rund um den Wert der Arbeit im häuslichen Umfeld gesellschaftlich und ökonomisch stärker anzuerkennen.

In jeder Gesellschaft weisen die Art und Weise, wie eine Frau ein Kind zur Welt bringt, und die Art der Betreuung, die ihr und dem Baby zuteil wird, wie eine Pfeilspitze auf die Schlüsselwerte der Kultur hin.

Sheila Kitzinger

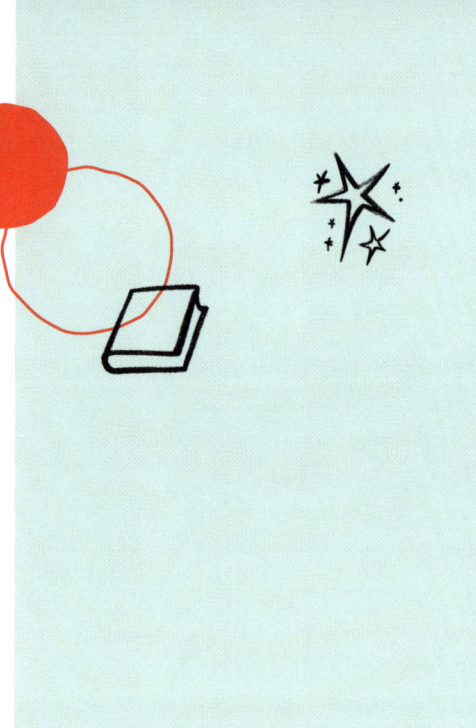

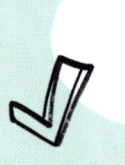

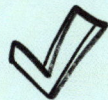

DA KOMMT NOCH WAS ...

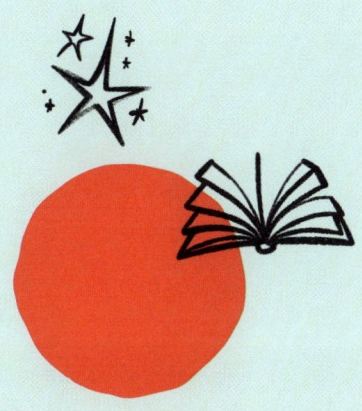

ANHANG

Geburtsplan

WICHTIGE TELEFON-NUMMERN

WIE MÖCHTEST DU ANGESPROCHEN WERDEN? LANGFORM, KURZFORM ODER SPITZNAMEN?

PER DU ODER PER SIE?

GIBT ES HANDLUNGEN, GERÜCHE ODER WORTE, DIE UNBEHAGEN BEI DIR AUSLÖSEN?

ZIMMER-
WUNSCH,
GEBÄRHOCKER,
BADEWANNE

GIBT ES
SITUATIONEN,
IN DENEN DEINE
BEGLEITPERSON DEN
RAUM VERLASSEN
SOLL?

WER SOLL DAS
GESCHLECHT AUS-
SPRECHEN? WER
SOLL NACHSEHEN?

MÖCHTEST DU
DEIN BABY NACH DER
GEBURT SELBST HOCH-
NEHMEN ODER SOLL DIR DIE
HEBAMME DAS BABY IN
DIE ARME LEGEN?

Geburtsplan

NOCH MEHR PLATZ FÜR DEINE WÜNSCHE

Lass uns am Ende noch einmal gemeinsam meine Lieblingsyoga- übung machen: Ziehen wir unsere Mundwinkel gleichzeitig zu den Ohren und strahlen!

Nachwort

Während des Schreibens von diesem Buch bin ich in Erinnerungen bei vielen Familien gewesen, die ich im Laufe meines Berufslebens in dieser einzigartigen Lebensphase begleiten durfte. Bei all den Menschen, die mir ihr Vertrauen, und bei Babys, die mir ihr süßestes, zahnloses Lächeln geschenkt haben. Bei all jenen, die mich ermuntert haben, ein Buch zu schreiben: dieses Buch.

Für mich war es wunderschön, tief in die Weiten einzutauchen, die das „Wunder des Lebens" darstellt, das Thema „Schwangerschaft und Geburt", und dir zu erzählen, was mich daran beschäftigt und fasziniert. Ich habe für MINI MUM das Maximum aus mir herausgeholt und hoffe du spürst, wie groß meine Verehrung für dich ist. Du bist es nämlich, die wahrhaft Großes leistet. Du lässt gerade ein neues Leben in dir heranwachsen, wirst es auf die Welt bringen und auf seinem Lebensweg begleiten. So stark!

„Ein Lächeln ist der kürzeste Weg zwischen zwei Menschen", sagt ein chinesisches Sprichwort. Auf diesem Weg möchte ich dir „Danke" sagen. Ich bin dankbar für Leser:innen wie dich und alle Menschen, die mich in meinem Leben inspiriert und unterstützt haben. Meine Familie, Kolleginnen, Kollegen, Lehrinnen, Lehrer, meine Studierenden und meine Freundinnen und Freunde. Ein ganz besonderer Dank gebührt Andrea und Martin für ihre wertvolle Unterstützung bei diesem Herzensprojekt.

Für die tolle Zusammenarbeit bedanke ich mich beim Verlag Kremayr & Scheriau und bei Ulrike Schrimpf für ihr einfühlsames Lektorat. Mein besonders großer Dank geht an Sonja Franzke und Clara Schermer für die sorgfältige Betreuung des Buchs in der Produktion und an Michaela Bertschler für ihre grafische Gestaltung, bei der mein Buch in den besten Händen war.

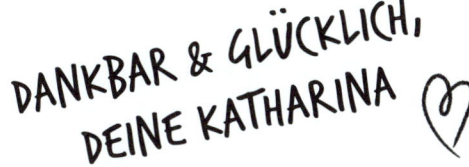

DANKBAR & GLÜCKLICH, DEINE KATHARINA

Serviceteil

Österreich

Österreichisches Hebammengremium: www.hebammen.at

Frühe Hilfen: www.fruehehilfen.at, www.stillen-institut.com

Österreichische Plattform für Alleinerziehende: www.oepa.or.at

Netzwerk österreichischer Frauen- und Mädchenberatungsstelle: www.netzwerk-frauenberatung.at

Frauenhelpline: www.frauenhelpline.at

Männernotruf: www.maennernotruf.at

Österreichischer Suchthilfekompass: www.suchthilfekompass.goeg.at

Berufsverband österreichischer Psycholog:innen: www.boep.or.at

Bundesverband der Physiotherapeut:innen Österreichs: www.physioaustria.at

Verband der Diaetolog:en Österreichs: www.diaetologen.at

Deutschland

Deutscher Hebammenverband: www.hebammenverband.de

Frühe Hilfen: www.fruehehilfen.de

Verband alleinerziehender Mütter und Väter, Bundesverband e.V.: www.vamv.de

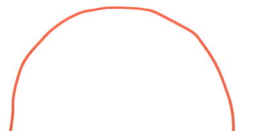

Frauen-gegen-Gewalt: www.frauen-gegen-gewalt.de

Deutsche Hauptstelle für Suchtfragen e.V.: www.dhs.de

Berufsverband Deutscher Psychologinnen und Psychologen e. V.: www.bdp-verband.de

Deutscher Verband für Physiotherapie e.V.: www.physio-deutschland.de

Deutscher Bundesverband der Diätassistenten: www.vdd.de

Stiftung Deutsche Depressionshilfe: www.deutsche-depressionshilfe.de

Schweiz

Schweizer Hebammenverband: www.hebamme.ch

Beratungsstelle für Frauen gegen Gewalt in Ehe und Partnerschaft: www.bif-frauenberatung.ch

Föderation der Schweizer Psychologinnen und Psychologen: www.psychologie.ch

Schweizer Bundesverband für Physiotherapie: www.physioswiss.ch

Schweizerischen Verband der Ernährungsberater:innen: www.svde-asdd.ch

International

The International Confederation of Midwives: www.internationalmidwives.org

Europäisches Institut für Stillen und Laktation: www.stillen-institut.com

Leseempfehlungen

Antonovsky A. (1997). Salutogenese: Zur Entmystifizierung der Gesundheit. Dgvt-Verlag

Karp, H. (2016). Das glücklichste Baby der Welt. So beruhigt sich Ihr schreiendes Kind – so schläft es besser. Goldmann

Kitzinger, S. (1986). Frauen als Mütter. Geburt und Mutterschaft in verschiedenen Kulturen. dtv.

Klemm, G. (2016). Muttergehäuse. Kremayr & Scheriau

Klingenberger, H. (2017). Schön, dass es mich gibt. Bildkarten zur Biografiearbeit: Sich der eigenen Stärken bewusst werden, Resilienz und Selbstbewusstsein fördern. Don Bosco

Leboyer, F. (1999). Sanfte Hände. Die traditionelle Kunst der indischen Baby-Massage. Kösel

La Leche Liga Schweiz (2016). Das Handbuch für die stillende Mutter

Moberg, K. U. (2016). Oxytocin, das Hormon der Nähe. Geburtshilfe und Frauenheilkunde. Springer Spektrum

Odent, M. (2018). Die Wurzeln der Liebe. Wie unsere wichtigste Emotion entsteht. Psychosozial-Verlag

Petzold, T. D. (2014). Praxisbuch Salutogenese: Warum Gesundheit ansteckend ist. Irisane

Schmid, V. (2011). Schwangerschaft, Geburt und Mutterwerden. Elwin Staude

Schrimpf, U. (2023). Mythos Mutterglück. Warum Depressionen rund um die Geburt kein individuelles Problem sind und wie wir sie überleben. Leykam

Schwarz-Gerö, J. (2024). Baby, warum isst du nicht? Essprobleme verstehen und lösen. Patmos

Stephens, M. (2020). Yoga für guten Schlaf: Das Übungsprogramm auf Basis neuester Forschung. Riva

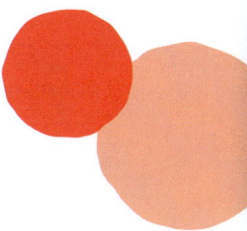

Impressum

www.kremayr-scheriau.at

ISBN 978-3-218-01376-5

Cover, Satz und Illustrationen: Michaela Bertschler, buchgestaltung.at
Unter Verwendung von Adobe Firefly für die Schwarz-Weiß-Illustrationen
Cover-Foto: Liderina, iStockphoto
Lektorat: Ulrike Schrimpf
Projektleitung: Clara Schermer, vielseitig.co.at
Herstellung: vielseitg.co.at
Druck und Bindung: FINIDR, s.r.o., Czech Republic